Cáncer:
Enfrentarse al reto

Emma Barthe

Cáncer: Enfrentarse al reto

RobinBook

Si usted desea que le mantengamos informado de nuestras publicaciones, sólo tiene que remitirnos su nombre y dirección, indicando qué temas le interesan, y gustosamente complaceremos su petición.

Ediciones Robinbook
Información Bibliográfica
Aptdo. 94.085 - 08080 Barcelona

Revisión y adaptación del capítulo *Terapias alternativas* a cargo del naturópata Gerhard E. Solbrig.

Título original: *Cáncer, enfrentarse al reto.*

Aptdo. 94.085 - 08080 Barcelona.
Diseño cubierta: Regina Richling.
ISBN: 84-7927-206-6.
Depósito legal: B-10.688-1997.
Fotocomposición de Pacmer, Alcolea, 106-108, 08014 Barcelona.
Impreso por Liberduplex, Constitució, 19, 08014 Barcelona.

Impreso en España - *Printed in Spain*

Agradecimientos

Agradezco a la vida el despertar de una vocación que hasta la fecha ha permanecido inalterable en mi espíritu. No ha sido un camino fácil poder desarrollarla con plenitud y quizás por ello mis agradecimientos vayan dirigidos a todas aquellas personas que de alguna manera me han alentado para continuar y alcanzar lo que hoy es un proyecto ya hecho realidad.

Debo un agradecimiento especial al Servicio de Oncología del Hospital del Valle Hebrón de Barcelona por la oportunidad que me brindaron en mis primeros años como profesional. Mi colaboración como asistente voluntaria marcó mi interés por la psicología oncológica.

El entusiasmo y la energía de María Fernanda Méndez-Núñez y Gómez-Acebo, condesa de Elda, como presidenta de la A.E.C.C. (Asociación Española contra el Cáncer) son motivo de mi más profunda admiración y respeto. Le agradezco su confianza y su estímulo en la creación de uno de los primeros servicios de asistencia psicológica para las personas afectadas de cáncer y sus familiares. Actualmente la labor asistencial llevada a cabo por la A.E.C.C. de Madrid es digna de ser elogiada.

Gracias a Peter Kennedy, oncólogo y director del Instituto Oncológico de Los Ángeles por potenciar el entusiasmo hacia mi profesión y hacerme sentir orgullosa de ella.

Gracias, también, a Harold Benjamin por su excelente trabajo como presidente de la Wellness Community y, como no, gracias a Robinbook por la edición de este libro.

A nivel personal me gustaría expresar mi agradecimiento a Francisco Martín-Frías y a Esther Villanueva por su apoyo incondicional en momentos de dificultad.

Gracias a Luisa Hernández por el excelente cuidado de mi hija durante el tiempo que me ocupó la redacción de este libro.

Y, por último, gracias de todo corazón a las personas que quiero y están cerca de mí.

Este libro está dedicado
a Olga

Presentación

El cáncer es una palabra que engloba a muchas y diferentes enfermedades que se caracterizan por el crecimiento incontrolado de las células. Estas enfermedades están provocadas por trastornos genéticos, no son contagiosas, en muy pocas ocasiones son hereditarias y, afortunadamente, en muchos casos son curables. Sin embargo, el impacto que produce la palabra «cáncer» sobre el enfermo y su entorno socio-familiar es enorme. Este impacto puede llegar a ocasionar graves trastornos psicológicos, emotivos, afectivos..., que son, en ocasiones, tan importantes como las enfermedades que los han producido. Por este motivo es imprescindible la colaboración de personal experto en estas cuestiones (psicólogos) con el equipo sanitario (médicos y enfermeras).

El libro *Cáncer: Enfrentarse al reto* contiene dos aspectos muy interesantes. Por un lado, ofrece una información amplia, detallada, amena y asequible sobre la enfermedad y, por otro lado, contiene una serie de consejos muy útiles que, desgraciadamente, no suelen comentarse en la dinámica asistencial de la medicina hospitalaria. Es una lectura aconsejable no sólo para pacientes y familiares sino también para el gran público. Es un libro que refleja el entusiamo y la experiencia profesional de su autora.

Doctor Luis Cirera
Jefe de la Unidad de Oncología Médica
Hospital Mutua de Terrassa
Universidad de Barcelona

Prólogo

Creo que este libro, *Cáncer: Enfrentarse al reto*, puede ser de la mayor utilidad a aquellos a los que se les ha diagnosticado un cáncer. Como el título sugiere, le otorga un rostro reconocible a algo que durante mucho tiempo fue considerado como una plaga y una calamidad. Este libro nos retrata esta enfermedad justo como lo que es, una enfermedad y nada más. Por supuesto una enfermedad grave, pero una enfermedad al fin y al cabo. De este modo, las actitudes de estar maldito y condenado son obviadas por este libro, y ello consigue que el ánimo se recupere, y que la esperanza, un importante aliado en la lucha para la recuperación, reviva.

Este mismo propósito tenía en mente en 1982, cuando abandoné la práctica de las leyes para fundar la Wellness Community en Santa Mónica (California, EE.UU.), una organización que ofrece de forma gratuita apoyo psicológico y emocional a gente diagnosticada de cáncer, como ayuda o complemento al tratamiento médico convencional. Les parecerá extraño el hecho de que un abogado pueda emprender un programa como éste, a menos que sepan que en 1972 a mi esposa Harriet le fueron extirpados quirúrgicamente ambos pechos por culpa del cáncer. Harriet se encuentra bien hoy día, y mi observación de los problemas psicológicos y emocionales sufridos por mi esposa durante su lucha contra la enfermedad fue lo que me impulsó a dedicar diez años al estudio de esos problemas.

Armado con esos conocimientos y con mi concepto de «paciente activo», abrí la primera Wellness Community. Actualmente existen 17 comunidades de ese tipo repartidas por Estados Unidos, y llevamos nuestros servicios gratuitos a más de 3.500 pacientes de cáncer cada semana, además de haber visitado a más de 35.000 desde que empezamos. Y, más importante todavía, hay más de 1.000 médicos que nos asignan sus pacientes a nosotros. Ciertamente, el cuidado médico es primordial. El apoyo psicológico y emocional que debatimos es secundario y auxiliar. Si yo tuviese que elegir entre cuidados médicos y apoyo psicológico, escogería sin duda los primeros. Afortunadamente, no es necesario realizar esa elección. Doctores de Estados Unidos recomiendan a sus pacientes que reciban ambos tratamientos. Estoy seguro de que ocurre igual en España.

Uno de nuestros enunciados básicos es que «la Wellness Community no es un lugar para aprender a morir de cáncer o para adaptar su vida a la enfermedad. Se trata de un programa con el que los enfermos de cáncer pueden aprender todo lo que necesitan saber y unir ese conocimiento al de sus médicos y otros profesionales del cuidado de la salud para luchar por su recuperación». Este libro es pues una fuente de información acerca de cómo unirse a su médico en la lucha por su restablecimiento.

Una de las funciones más importantes de la Wellness Community es destruir los mitos que rodean al cáncer. Si usted es capaz de quitarse de la cabeza esos mitos probablemente mejorará su calidad de vida y *podrá* aumentar la posibilidad de curación. El primer mito es que todo aquel que tiene la enfermedad muere. Eso no es exactamente cierto. Hay más de 8.000.000 de personas en Estados Unidos para quienes actualmente el cáncer es sólo un recuerdo (se puede suponer que cualquier estudio dará resultados semejantes en España). El cáncer es una enfermedad muy seria, pero con el adecuado tratamiento médico y su propia participación en la lucha por su restablecimiento existe la posibilidad de que usted se recupere. No hay ningún tipo de cáncer que no tenga algún tanto por ciento de recuperación. Al menos, mejorar su calidad de vida es ya un muy importante logro y creo, de acuerdo con varios científicos, que la participación activa en la lucha por lograr una mejoría probablemente aumentará su calidad de vida.

Otro mito es que cuando uno está luchando por su curación no hay lugar en su vida para la alegría, para el compromiso o para la intimidad. Esto es, de nuevo, no necesariamente cierto. Conozco a cientos de personas que luchan para vencer al cáncer y que llevan unas vidas plenas y completas, dentro del contexto de su enfermedad. A menos que las circunstancias sean inusuales, usted también puede.

También existe el mito que dice que no hay nada que el enfermo de cáncer pueda hacer para unirse a su médico en la lucha por su recuperación. Esto tampoco es cierto. Hay muchas cosas que el afectado por el cáncer puede hacer para ser parte de la lucha por su restablecimiento, y muchas de ellas se debaten en este libro.

Por supuesto, no hay promesas o garantías de curación o de una vida más larga, ni en la Wellness Community ni en este libro. El cáncer, como ya he dicho, es una enfermedad muy seria. Sin embargo, tenemos la esperanza y sólidas y científicas evidencias que nos permiten creer que hay acciones que usted puede realizar para aumentar la capacidad de su cuerpo para luchar por su mejoría. Por lo tanto, tenemos un camino claro a seguir. Por una parte, usted debe saber que hay acciones que puede realizar para unirse a su médico en la lucha por su recuperación y que su participación *puede* hacer que ésta sea más probable. Por otra parte, debe quedar totalmente claro que no hay ninguna inferencia o implicación por el hecho de que, como usted participa en esa lucha, las cosas saldrán como usted quisiera. Como decía mi mentor Norman Cousins, «la biología a veces vence a la psicología».

Otro hecho que hay que tener muy en cuenta es que nuestro comportamiento y el modo en que reaccionamos a las cosas que pasan en la vida afecta a nuestra salud. Por culpa del modo en que a veces este mensaje es transmitido, a menudo los enfermos de cáncer piensan que el mensajero está dando a entender que ellos son los responsables de que la enfermedad les ataque o que de alguna manera tienen la culpa si la enfermedad no progresa del modo deseado. Nada puede estar más lejos de la verdad. Usted no es, ni puede ser, responsable de la enfermedad, y no es, ni puede ser, su culpa si la enfermedad no progresa como se esperaba. Yo creo de verdad con todas las fibras de mi ser que cada acción que usted realice para luchar por su recuperación es la acción correcta para usted. Usted lo tiene en su mano. Repito, éste es un camino que debemos seguir, reuniendo inspiración y esperanza, y sin culparse usted mismo si las cosas no salen como quisiera. Estoy seguro de que podemos seguir ese camino juntos.

Le deseo lo mejor. Espero que todo le vaya como usted desea, y creo que este libro le podrá suponer una gran inspiración.

Respetuosamente.

Doctor Harold H. Benjamin
The Wellness Community
Santa Mónica, California (EE.UU.)

Próximamente se publicará en esta misma editorial la obra del doctor Benjamin *The Wellness Community. Guide to Fighting for Recovery from Cancer.*

Introducción

Cuando me plantearon la posibilidad de escribir un libro en relación con mi trabajo dentro del campo de la psicología oncológica, lo primero que pensé, después de reflexionar varios días sobre ello, fue en cómo lo titularía. Había leído muchos libros dedicados a este tema pero, curiosamente, en casi todos ellos me sorprendía observar la costumbre bastante generalizada de ocultar, encubrir o evitar la palabra cáncer en la portada. Abocada al rechazo, se preferían términos referidos a milagros, logros, sueños, caminos de evolución, luchas interiores o poder personal antes que admitir la expresión sincera de conceptos que reflejaran la temática principal de la mayoría de esos libros: el cáncer.

En mi caso, tenía muy claro que si aceptaba escribir un libro sobre mi experiencia con los enfermos de cáncer y el uso de terapias de soporte complementarias como forma de contribuir a la curación, no iba a relegar, ya de principio, la palabra cáncer de la portada. Significaba un mal comienzo no permitir que se supiera, desde un primer momento y sin encubrimientos, cuál era el tema central de mi libro, sobre todo si se tenía en cuenta que mi objetivo al escribirlo se encaminaba a conseguir la desmitificación de la palabra cáncer y propagar sus posibilidades de curación.

Completamente convencida de esta idea, y sin deseos de

renunciar a ella, me propuse encontrar un título que en pocas palabras pudiera reflejar y resumir la finalidad y contenido de mi libro y *Cáncer: Enfrentarse al reto* me pareció, desde un primer momento y sin ninguna duda, el más adecuado.

Satisfecha con mi decisión y como normalmente hacemos la mayoría de las personas con el fin de encontrar apoyo a nuestras resoluciones, comenté mi elección con algunos familiares y amigos a la espera de una aprobación generalizada, pero sorprendentemente, y para mi desánimo, la mayoría de ellos opinó que era un título demasiado «fuerte» o «directo» y me aconsejaron optar por otro de connotaciones más «suaves», utilizando sus propias palabras. Todos coincidían en la para mí ridícula y extendida idea de que la gente rechazaría automáticamente el libro en el mismo momento de leer la palabra cáncer escrita en la portada. Y he de reconocer que aun sin estar dispuesta a cambiar mi decisión e influida por sus comentarios, pasé varios días pensando en otras alternativas al título. Sin embargo, cuanto más pensaba en ello, más difícil me resultaba apartarme de mi elección y, por más que examinaba otras opciones *Cáncer: Enfrentarse al reto* seguía siendo para mí la más apropiada.

Ya me habían dejado claro con los comentarios al respecto que la clave del rechazo radicaba en la palabra CÁNCER escrita en una portada. Parecía que «lo tabú», como siempre, impedía ver más allá de lo aparente. La palabra RETO, verdadera protagonista en el tema, quedaba relegada a un segundo plano o pasaba absolutamente desapercibida nublada por la ceguera propia de los miedos. Me parecía increíble cómo el temor que suscitaba la palabra cáncer entre algunas personas las incapacitaba para entender el mensaje contenido en el título y, mientras meditaba sobre ello, me di cuenta, repentinamente, de que quizás no había comentado mi elección con las personas adecuadas –ninguna de ellas tenía cáncer– así que, pretendiendo conocer la opinión de los propios afectados me dispuse a consultarlo con alguno de mis pacientes que se habían enfrentado al cáncer, habían logrado recuperar la salud y consideraban su enfermedad como un hecho del pasado.

Esta vez, y para mi tranquilidad, las opiniones a favor resultaron bastante unánimes. *Cáncer: Enfrentarse al reto* fue considerado un título acertado para reflejar la realidad en la que se encuentran las personas que han sido diagnosticadas de cáncer.

El cáncer debe significar, para la persona que lo padece, un reto más en su vida, quizás el más importante, no lo dudo, pues le recuerda que es vulnerable y sobre todo temporal, pero en definitiva una lucha como tantas otras con las que nos enfrentamos en nuestra evolución como individuos. Una situación en la que deberán ser empleadas todas las estrategias y recursos disponibles para hacerle frente y superarla y no, como ocurre tantas veces, para dejarse vencer por el diagnóstico y aceptar la derrota.

En la actualidad son cada vez más las personas para las cuales el cáncer no es más que un recuerdo. Gracias al diagnóstico precoz, a los avances tecnológicos, a las nuevas alternativas de tratamiento, a cambios en los estilos de vida y formas de entender la enfermedad, el cáncer debe verse hoy como una enfermedad crónica, a veces demasiado larga, posiblemente remisible, pero nunca necesariamente terminal.

El propósito de este libro es facilitar un nuevo enfoque de esta enfermedad considerada, aún por muchos, como devastadora, y contribuir de alguna manera a que los enfermos de cáncer logren aceptarla, sepan cómo afrontarla y sobre todo puedan integrarse en su forma de vida habitual de la forma más plena posible.

Si bien en un principio el libro va dirigido a los propios enfermos de cáncer con el deseo de inspirarles confianza y una cierta responsabilidad en su proceso de curación, su lectura quizás pueda resultar también útil a todas aquellas personas que, en contacto con algún familiar o amigo diagnosticado de cáncer o, simplemente por el hecho de estar interesados en el tema, quieran conocer la enfermedad desde otro punto de vista siempre favorecedor de la salud y no apoyado en los absurdos convencionalismos sociales que continúan asociando la enfermedad con la muerte y el deterioro. Las personas que rodean al enfermo de cáncer prestarán un mayor apoyo si, como los pacientes, se deciden a abandonar las creencias irracionales que sobre el cáncer circulan, se ponen en el lugar del enfermo y se convencen de las enormes posibilidades de curación.

A la hora de establecer las diferentes cuestiones que se plantean, o creo deberían plantearse, en este nuevo reto que depara la lucha por la recuperación de la salud, me he dejado guiar por los puntos de discusión que sobre el cáncer y su tratamiento se plantean con mayor frecuencia en mi consulta con los pacientes de cáncer, así como por los objetivos específicos perseguidos por la terapéutica de soporte.

Conocer de qué manera el paciente de cáncer vive e interpreta su enfermedad. Ofrecer nuevas alternativas de pensamiento. Comprender el significado del cáncer y abrir las puertas a una nueva concepción apoyada en las cada vez más demostradas posibilidades de curación. Reconocer el asentamiento de la psiconeuroinmunología como nueva ciencia. Inducir al abandono de actitudes, pensamientos y emociones negativas perjudiciales para la salud. Establecer relaciones de cooperación. Entender y aceptar el tratamiento, así como aprender a controlar sus efectos y conseguir la incorporación de conductas positivas y favorecedoras de la salud es, en resumen, la meta perseguida con la elaboración de este libro.

Nada más lejos de mi intención que redactar un tratado sobre psicología oncológica, y confío en que el lector aprobará mi decisión de expresarme tal y como lo haría en cualquiera de mis terapias.

Enfrentarse al diagnóstico

Una mañana de un día cualquiera en un hospital de Barcelona, hace ya varios años, tuve que asistir como psicóloga a un matrimonio mallorquín que se hallaba recibiendo tratamiento oncológico en dicho hospital. Con poca diferencia en el tiempo ambos habían sido diagnosticados de cáncer. Aún hoy, mantengo en mi memoria cómo me relataban su situación: él había recibido su diagnóstico un año antes: cáncer de pulmón y ella unos meses después el suyo: cáncer de mama. Ante mis ojos se presentaba lo que supone para muchos esta enfermedad: miedo, ansiedad, depresión, dolor, desesperación; todo ello relatado con una tristeza tal que cuando pasaron a explicarme, ya entre lágrimas, la pérdida de uno de sus hijos años atrás, mi fortaleza emocional, fingida, por supuesto, se vio derrumbada ante semejante cuadro. No hallaba manera alguna de controlar el llanto, y la escapatoria se hizo necesaria. No podía permitir que mis emociones quedaran al descubierto así que, disculpándome lo mejor que pude, abandoné la habitación de forma inesperada con la excusa de que un deber olvidado me esperaba fuera.

La enfermera jefe estaba observándome y, al advertir mi estado, vino a mi encuentro. Me explicó, amablemente, que esto sería algo con lo que debería familiarizarme si pretendía formar parte de un servicio de oncología. Me asusté, pues si bien no siempre me iba a encontrar con situaciones tan dramáticas como la descrita, no sabía si sería capaz de contener mis emociones y actuar con la suficiente objetividad, tal y como se supone debe hacer un psicólogo, según lo que intentaron inculcarme durante mis estudios en la universidad.

¡Qué lejos estoy ahora de aquella reacción!

Fueron meses de trabajo; meses de lectura, de adquisición de nuevos conocimientos; meses dedicados a conocer la realidad del cáncer en los que paulatinamente iba descubriendo que esa realidad era muy diferente a como se planteaba.

Aunque poco a poco y de forma gradual se esté percibiendo un cambio en la manera de entender e interpretar la enfermedad, el cáncer es visto aún por muchos como una enfermedad catastrófica con pocas o ninguna posibilidad de curación, y su diagnóstico produce un impacto emocional mayor que cualquier otro tipo de enfermedad. No hay ninguna tan estrechamente ligada a la idea de muerte como el cáncer, y por mas grave y deteriorante que sea aquélla, nunca tendrá la misma connotación ni se la vinculará tanto al calificativo de terminal.

Años después de haber sido diagnosticada de una neoplasia de mama, una mujer de mediana edad me relataba cómo se había sentido al recibir la noticia de su enfermedad:

> «El médico me informó de que debía ser intervenida quirúrgicamente a causa de un tumor maligno encontrado en mi mama izquierda. En un primer momento me pareció no entenderlo bien, pero luego, y a medida que se iba extendiendo en sus explicaciones todo se hacía más claro: tenía cáncer.
>
> »Destrozada por el pronunciamiento de mi médico, abandoné la consulta a la espera de una fecha para la operación.
>
> »En un instante sentí que toda mi vida se había desmoronado. En aquellos momentos ni siquiera sabía adónde dirigirme. Mis pensamientos parecían bloqueados y

sólo la palabra cáncer permanecía fija en mi mente. Llegué a casa con el convencimiento absoluto de que, si bien no iba a ser algo inminente, había recibido ya mi sentencia de muerte; se acercaba el inicio del fin; el inicio de un tiempo de sufrimientos que me arrastrarían progresivamente hacia un final inevitable.

»Durante días me lamenté de mi situación, preguntándome una y otra vez por qué a mí y no a otro. No creía merecerlo e incluso llegue a pensar en que había otras personas que merecían esta enfermedad más que yo. No me parecía justo que yo estuviera pasando por todo eso y estaba realmente furiosa por ello».

Es muy frecuente que las personas que reciben un diagnóstico de cáncer reaccionen de manera similar a como lo hizo esta mujer. Saber que se padece un cáncer ocasiona la mayoría de las veces un tremendo shock y a ese choque inicial que se produce al conocer la noticia le sigue, casi irremediablemente, un período de duda e incertidumbre que suele ir acompañado de sentimientos de rabia, impotencia y frustración; sentimientos que sólo consiguen agravar la situación del paciente y conducirlo hacia un estado de ansiedad que, sumado al tratamiento y a sus posibles efectos secundarios, terminan por deprimir al paciente y sumirlo en un estado de total indefensión que le incapacita para ver más allá de la enfermedad, tal y como le ocurrió a esta mujer que aún a pesar de sus dudas, de su miedo e inseguridad, ha podido observar en sí misma cómo el cáncer ha remitido y ha recuperado plenamente su salud.

Soy consciente de que a la hora de evaluar las posibilidades de remisión de una enfermedad como el cáncer se tiende a pensar que ésta depende única y exclusivamente del tipo de cáncer diagnosticado, de su estado y grado de evolución, y que la curación de esta mujer, por ejemplo, puede atribuirse sólo al hecho de que su diagnóstico revestía menor importancia que otros. Pero en la práctica clínica, y aun en contra de la ciencia, los resultados no siempre obedecen las predicciones. Si bien es cierto que no todos los cánceres son iguales y que unos revisten mayor gravedad que otros, también lo es que dentro de la misma gravedad no hay dos cánceres que se comporten del mismo modo. Es imprescindible que la persona afectada tome conciencia de que su cáncer es único y que ningún otro, por parecido que sea, va a responder o a desarrollarse de la misma manera. Incluso casos de alto riesgo, con ninguna expectativa de remisión, han conseguido ser aplacados a pesar de pronósticos que predecían lo contrario.

Actualmente se comparte la opinión de que en todo proceso de curación intervienen –además del tratamiento médico– otra serie de fuerzas que probablemente derivadas de la predisposición del paciente por superar su situación ejercen, ineludiblemente, una gran influencia en el buen resultado del tratamiento y en la superación de la enfermedad.

Entre los archivos médicos se pueden encontrar una gran variedad de casos en los que no es difícil comprobar cómo personas con un mismo diagnóstico, un mismo pronóstico y un mismo tratamiento, han desarrollado una evolución de la enfermedad totalmente distinta: mientras unas consiguen recuperar la salud otras, por el contrario, sólo empeoran sin lograr salir adelante.

¿Cuál es el factor que influye en estos casos de curación?

Está claro que la salud empieza a entenderse como el resultado de un equilibrio entre lo físico, lo psíquico y lo ambiental, y cada vez son más frecuentes los profesionales de la salud que aceptan la influencia de las emociones y actitudes de un paciente en su mejoría.

En el libro *El médico interior, la nueva medicina de la mente y del cuerpo,* escrito por el Dr. Steven Locke y Douglas Colligan, ambos autores afirman que:

1. Las emociones y la salud están íntimamente relacionadas.

2. Es probable que numerosos factores emocionales y físicos influyan en la salud y en la enfermedad.
3. Las actitudes positivas afectan a la calidad de vida, aunque no pueden modificar los resultados físicos de la enfermedad.
4. El pánico, nada raro cuando se diagnostica el cáncer, es destructivo por sí mismo y puede interferir con un tratamiento efectivo.

No hay duda de que se debe buscar una redefinición de la palabra cáncer y abandonar la costumbre de asociarlo con muerte, dolor y angustia. En la práctica de la medicina muchas cosas están cambiando. La idea, por largo tiempo rechazada y mantenida en la penumbra, de mente y cuerpo actuando de forma independiente y sin ningún tipo de interrelación entre ambos ha perdido toda lógica y ya es un hecho científicamente demostrado la interconexión existente entre nuestros procesos mentales o emociones y la funcionalidad de nuestro organismo. La mente influye en el cuerpo de la misma manera que el cuerpo influye sobre ella. Alteraciones emocionales, como por ejemplo la ansiedad, son capaces de provocar considerables patologías fisiológicas (úlceras, infertilidad, insomnio, psoriasis...), así como determinadas enfermedades, sobre todo las de tipo degenerativo, pueden inducir, añadidos a los síntomas físicos habituales, cuadros nosológicos severos de índole emocional. En la recuperación de la salud tan importante es ofrecer un tratamiento dirigido a sanar el cuerpo como procurar mantener un equilibrio psíquico carente de perturbaciones emocionales que, derivadas de la enfermedad y como consecuencia de los miedos del enfermo, podrían imposibilitar la curación.

Es lamentable que aún hoy en nuestro país un gran número de hospitales carezcan de un servicio de asistencia psicológica al enfermo oncológico con el objetivo de ayudar al paciente de cáncer a comprender su proceso de enfermedad y saber cómo enfrentarse a ella, y que todavía se oigan risas y se hable de ciencia ficción cuando se escuchan referencias al hecho de que un individuo puede influir positiva o negativamente en la recuperación de su salud.

No se puede poner en duda que por mas estrés que pueda provocar un diagnóstico, nunca será tan perjudicial como la forma negativa de reaccionar ante él. Las emociones y actitudes negativas a la hora de enfrentarse a una enfermedad considerada de pronóstico grave pueden ser tan dañinas como la propia enfermedad, llegando incluso a ser capaces de inmovilizar los propios mecanismos de recuperación del organismo e interferir con el tratamiento.

El doctor Alastair Cunningham en su libro *Helping yourself: a workbook for people living with cancer* (Ayudándose a sí mismo: Un libro para las personas que viven con cáncer), publicado por la Asociación contra el cáncer de Canadá en 1989, describe cuáles son las fuerzas o factores que influyen en toda curación y los compara con una balanza según muestra la siguiente ilustración:

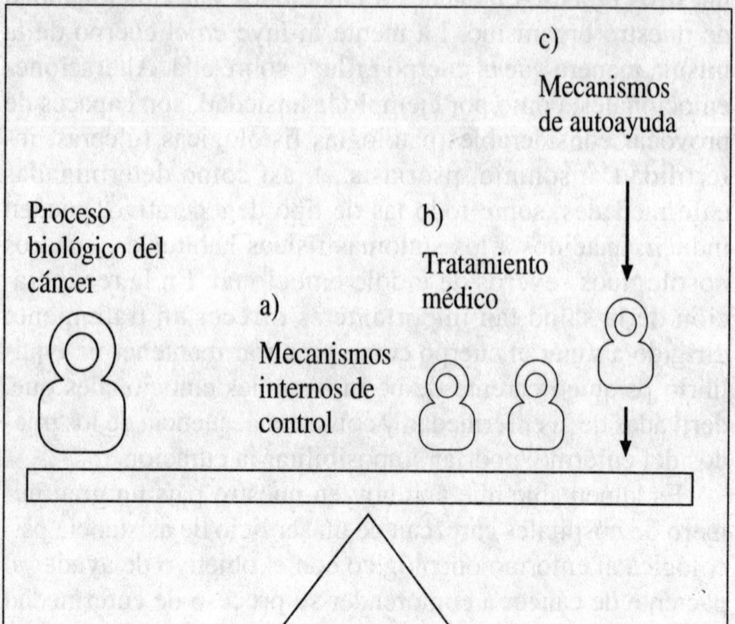

Como podemos ver, el doctor Cunningham sitúa a un lado de la balanza el peso que correspondería a la enfermedad según su curso biológico, y al otro lado coloca el correspondiente al tratamiento médico, los mecanismos de control del propio cuerpo, incluidos el sistema inmunológico y las hormonas y, además, otros mecanismos de autoayuda que el paciente pone de su parte, tales como actitud positiva, colaboración, relajación, visualización, etc., que también tienen su peso y, por lógica, capacidad para influir en el aumento o disminución de las probabilidades de curación.

Es recomendable que la llegada del diagnóstico no sirva para hundir y desesperar a la persona que lo recibe. El cáncer simplemente alerta a quien lo padece de que algo está ocurriendo en su cuerpo que debe ser tratado y controlado, y para conseguirlo el paciente deberá colaborar al máximo para que ese tratamiento y ese control consigan llevarse a cabo de forma conveniente, con el fin de que puedan evitarse desde un principio los estados de ansiedad y depresión que suelen acompañar al diagnóstico de cáncer y todos los demás efectos colaterales derivados de la enfermedad y su tratamiento que puedan interferir o inhibir en su capacidad para combatirla.

Favorecer el cambio de actitud y proporcionar una sensación de seguridad apoyada en la idea de que el cáncer no tiene por qué significar necesariamente una sentencia de muerte debería ser una constante en la práctica clínica.

En definitiva, se trata de hacer comprender al paciente de cáncer que las emociones positivas registradas en el cerebro pueden aumentar la habilidad del sistema inmunológico para luchar contra la enfermedad y que por lo tanto la sanación no está sólo en manos de los médicos ni es monopolio exclusivo de la medicina, sino que los propios enfermos tienen también, o deben tener, un cierto grado de responsabilidad en la búsqueda de la salud.

El doctor Harold Benjamin, fundador de la Wellness Community, centro dedicado exclusivamente a ofrecer soporte psicológico a los pacientes de cáncer y a sus familiares, reconocido y apoyado por la comunidad médica, enumera en su libro *From Victim to Victor* una serie de actitudes y actividades que todo paciente debe aceptar para luchar contra la enfermedad, todas ellas recogidas también en el manual que sobre terapia oncológica han elaborado los doctores Malin Dollinger, Ernest Rosenbaum y Greg Cable, con la aprobación del Instituto Nacional Americano para el Cáncer:

1. Ser consciente de que el diagnóstico de cáncer no es necesariamente una sentencia de muerte.
2. Ser consciente de que siempre hay muchas posibilidades de disfrutar de la vida y participar en ella.
3. Hacer planes para el futuro, no renunciar a conseguir nuevas metas.
4. No culparse cuando el curso de la enfermedad no evoluciona como hubiéramos deseado.
5. Siga el o los consejos dados por el médico o equipo asistencial.
6. Mantenga una estrecha relación con su médico u otros profesionales de la salud que intervengan en su proceso de curación.
7. No se sienta solo o desamparado. Recuerde que constituye un elemento importante en su recuperación.
8. Luche contra el sentimiento de soledad. No permita que las relaciones entre familiares y amigos sean diferentes a como eran antes del diagnóstico.
9. Asegúrese de que no está actuando como un recluso. Recuerde que usted es exactamente la misma persona de siempre.
10. Procure mantener tanto control sobre su vida como sea razonable. Sea consciente de lo que realmente puede y no puede hacer.
11. Procure no relegar en otras personas aquellas actividades que usted realmente pudiera realizar.
12. Intente describir su enfermedad en términos de esperanza. Siéntala como un desafío y no se describa como una víctima.

13. Persiga la felicidad y evite las situaciones estresantes.
14. Intente descargar emociones y sentimientos negativos.
15. Intente conectar con otros pacientes de cáncer que le puedan ayudar en su proceso de adaptación.
16. Aprenda a meditar. Practique la relajación e intente visualizar su recuperación.
17. Mantenga una postura de esperanza.

Si usted acaba de recibir un diagnóstico de cáncer, debería releer varias veces estos puntos y reflexionar sobre ellos. Observe cuáles son los aspectos que sigue y cuáles son los que se ve incapaz de asumir. Haga también una lista sobre sus propios pensamientos y actitudes y analice bajo qué prisma está usted valorando su enfermedad; vea si tiene una perspectiva amplia y positiva de ésta, tal como propone Harold Benjamin, o si por el contrario le invaden pensamientos negativos, que sólo muestran su temor y su desconfianza hacia la curación. Por si así fuera, me permito aconsejarle y alentarle para que haga todo lo posible por intentar mostrarse abierto ante sus miedos y buscar una respuesta para todos. Piense que aunque usted dude de que pueda encontrar una solución a ellos yo le puedo asegurar sin ningún género de duda que sí la hay. Años de experiencia con enfermos de cáncer me han mostrado cómo éstos, si se lo proponen, son capaces de liberarse de todo aquello que les angustia y entorpece su fe en la curación.

El miedo permanente a que algo inevitable y desagradable va a ocurrir hace más difícil la liberación de los hechos temidos y empeora la situación, haciéndola más difícil de soportar.

El doctor Miller, del Memorial Cancer Center de Nueva York, hizo la siguiente afirmación:

> «Los pacientes que se muestran aprensivos suelen morir con rapidez aun cuando su cáncer se diagnostique precozmente y el tratamiento que reciban sea el adecuado. Por el contrario los pacientes que rechazan las implicaciones del cáncer, usualmente mejoran».

Similares fueron las conclusiones formuladas por el doctor Lawrence Leshan, conocido psicoterapeuta y pionero de los estudios sobre la influencia de los factores psicológicos en el cáncer. Leshan afirma:

> «Parece existir un denominador común entre los pacientes de cáncer que no responden al tratamiento: [...] haber perdido la esperanza, la desesperación de nunca llegar a tener la vida realmente plena y placentera que se desea, la clase de vida que te anima a levantarte cada mañana...».

Durante mi estancia en EE.UU. como colaboradora del Instituto Oncológico de Los Ángeles (St. Vincent Medical Center) fui testigo en muchas ocasiones de cómo el jefe de servicio, el doctor Kennedy, informaba a sus pacientes acerca de su diagnóstico y estado general de salud. Continuamente, y después de aclararles los aspectos más relevantes en relación a la enfermedad y su tratamiento, el doctor Kennedy remarcaba con insistencia el papel activo que los pacientes debían desempeñar en el proceso de curación.

Recuerdo especialmente algunas de esas frases que él acostumbraba a usar con ellos y que yo misma he repetido con bastante asiduidad ante la mayoría de mis pacientes. Kennedy apuntaba a modo de metáfora que su función como médico era como la de un ingeniero que iba a reparar una máquina, el cuerpo, pero que su trabajo tendría poca o ninguna efectividad si los pacientes no se ponían las «pilas» (refiriéndose a la participación activa del propio enfermo en su recuperación). Insistía en que en el restablecimiento de la salud tan importante es la aplicación de la medicina como la disponibilidad del paciente para participar en ella, y explicaba el proceso de enfermedad como una guerra desencadenada en el organismo entre células buenas (organizadas) y células malas (desorganizadas e independientes) deseosas de ocupar territorio y contra las cuales se iban a emplear las mejores armas (el tratamiento) con que contaba la medicina para derrotarlas e impedir su avance, pero enfatizaba, al mismo tiempo, en la necesidad de una buena estrategia psicológica como base para conseguir vencer a la enfermedad. La clave de su mensaje era «Usted cuenta conmigo, pero yo cuento con usted. No se desespere ante su diagnóstico y viva su enfermedad de forma positiva y con verdaderos deseos de vencerla».

Cualquier persona que tenga que enfrentarse a un diagnóstico de cáncer debe intentar encontrar, en caso de que sea necesario, el apoyo adecuado para poder luchar contra su enfermedad de forma activa, positiva, y en estrecha colaboración con su médico y el resto del equipo que trabaja por conseguir su recuperación. Debería ser obligación del médico ocuparse de proporcionar o informar al paciente de los servicios asistenciales donde se ofrezcan este tipo de ayudas, siempre y cuando no existan en el mismo centro donde el enfermo esté recibiendo tratamiento.

En la introducción a su libro *A Comprehensive Guide for Cancer Patients and their Families* (Guía para pacientes de cáncer y sus familiares), el doctor Ernest Rosenbaum, de California, escribe:

> «Cuando usted es un participante activo en su proceso de rehabilitación, puede mantener un cierto control sobre su enfermedad y el tratamiento. Sólo usted puede tomar la responsabilidad de controlar su estado mental, su estado nutricional e incluso su estado físico (mantenerse, en lo posible, en forma). El acto de adquirir responsabilidades confiere una mayor autoestima, un mayor sentimiento de independencia y fe en su habilidad para enfrentarse a la enfermedad. La responsabilidad es parte crítica en la terapia».

Cuando se intenta recuperar la salud es imprescindible tener en cuenta la importancia de una participación activa y preocuparse por sostenerla si lo que se pretende es adquirir un cierto control de la situación y contribuir a la sanación.

Decir la verdad frente a no decirla

Decir la verdad o mentir a un paciente acerca de su estado de salud cuando se trata de enfrentarse a una enfermedad considerada de pronóstico grave, ha sido tema de discusión durante muchos años y todavía hoy las opiniones siguen siendo contradictorias.

He podido leer artículos que defendían una u otra postura de forma tajante. He mantenido conversaciones con médicos que apoyaban con igual fuerza la idea de decir la verdad como la de mentir al paciente, y he podido también observar cómo ni entre las familias de los propios afectados existe un acuerdo al respecto.

Parece ser, sin embargo, que existe cada vez más una cierta tendencia a considerar que decir la verdad es lo más apropiado, postura que yo defiendo, apoyada por mi experiencia como psicóloga. Mentir al paciente puede resultar fácil y cómodo para todos aquellos que le rodean, ya sean profesionales, familiares o amigos, pero estoy absolutamente convencida de que a pesar de la mentira, el paciente, consciente o inconscientemente, intuye o sabe lo que tiene. No debemos olvidar que con posterioridad al diagnóstico de cáncer habitualmente se inicia un período de duro tratamiento, de pruebas y chequeos permanentes que le demuestran, sin lugar a dudas y a partir de su diagnóstico, que se está enfrentando a «algo» posiblemente más serio de lo que los demás pretenden hacerle creer. Por más que se le intente negar su enfermedad, el afectado vive como un enfermo al que por temor a su reacción se le está negando el derecho a saber a qué se está enfrentando y, lo que es más importante, el saber de qué modo puede él, como paciente, contribuir a mejorar su situación.

Ocultar la verdad y hacerle creer a un paciente de cáncer que a pesar del tratamiento, de los efectos secundarios, de sus sospechas y de los casi siempre perceptibles estados de preocupación por parte de los familiares más allegados, no padece nada serio, puede ser una manera de proporcionar positividad a la situación y evitar muchas de las reacciones negativas que habitualmente se originan al conocer un diagnóstico de cáncer; pero, si la enfermedad evoluciona, sigue su curso y el paciente empeora, la situación puede volverse mucho más difícil de soportar y hacer desproporcionados los miedos del enfermo y las dudas sobre su, siempre posible, recuperación.

Norman Cousins, profesor adjunto de la Facultad de Medicina de la Universidad de California y miembro de la junta del centro de comunicación sanitaria de la Escuela de Salud Pública de Harvard y del Instituto para el Mejoramiento de la Salud, afirma en su libro *Head First* (La cabeza primero):

> «No niegues el diagnóstico; procura luchar contra el veredicto.
>
> »La gente me pide que no le ofrezca esperanzas a menos que esté completamente seguro. Pero yo no puedo dejar de responder a una mano extendida que me pide ayuda.
>
> »No sé lo suficiente para decir que la esperanza no puede ser real.
>
> »No estoy seguro de que haya alguien que sepa tanto como para negar la esperanza.
>
> »En estos últimos diez años he visto demasiados casos en los que veredictos de muerte pronunciados desde

la altura de la eminencia profesional fueron gloriosamente refutados por los pacientes, por razones que no tenían tanto que ver con lo tangible de la biología como con el «espíritu humano», un término sin duda vago, pero que bien puede definir la mayor de las fuerzas con que cuenta el sistema de defensas de nuestro organismo.

»La profesión médica dejaría de existir si no fuera por las esperanzas de los pacientes. El médico prudente no se decide a aplastar la esperanza porque sabe que las necesidades emocionales de los pacientes pueden afectar el curso de la enfermedad».

No obstante y pese a lo dicho, en la práctica clínica siguen existiendo casos en los que se cree absolutamente necesario mentir al paciente. Vale la pena plantearse, a la hora de ofrecer la información, cuál podría ser el modo más apropiado de plantearla para que ésta fuera capaz, por sí misma, de despertar en el enfermo las ganas de luchar y el deseo de vivir; algo que dependerá en gran parte del lenguaje y de las formas de expresión utilizadas por el informador, que en este caso suele ser casi siempre el médico, y de su intuición para reconocer la capacidad del propio paciente para entenderla y asumirla, según su forma habitual de responder a otras situaciones de crisis.

No olvidemos que la capacidad de reacción ante los acontecimientos depende en gran parte de un proceso de aprendizaje. No toda la gente que recibe un diagnóstico de cáncer reacciona de la misma manera, y por la misma razón, el modo en que una persona reaccione ante el diagnóstico de una enfermedad que se supone invencible dependerá también, en cierta manera, de las pautas de reacción adquiridas a lo largo de su vida. Es sumamente conveniente la existencia de una buena comunicación entre paciente y médico para que este último sea capaz de averiguar a través del diálogo con el enfermo cuál es la cantidad de información que éste puede tolerar.

Bernie S. Siegel, pediatra y cirujano general en New Haven incorpora en su libro *Amor, medicina milagrosa* la siguiente Carta de derechos del enfermo:

«Querido doctor:

Le ruego no me oculte el diagnóstico. Ambos sabemos que acudo a usted para saber si tengo cáncer u otra enfermedad grave. Si sé lo que tengo, sabré contra qué debo luchar y desaparecerá el miedo: Si usted oculta el nombre y los detalles, me priva de la posibilidad de cuidar de mí mismo. Cuando se está preguntando si debe decírmelo, yo ya lo sé. Usted se sentirá mejor si calla, pero eso me perjudica.

»¡No me diga cuánto voy a vivir! Sólo yo puedo decidirlo. Es mi deseo, mi finalidad, mi mérito, mi fortaleza y mi ansia de vivir lo que me hará tomar esta decisión.

»Enseñe a mi familia y a mí cómo y por qué se produjo esta enfermedad. Ayúdenos a mí y a mi familia a vivir ahora. Hábleme de mi nutrición y de las necesidades de mi cuerpo. Dígame cómo usar esos conocimientos y cómo pueden trabajar juntos mi mente y mi cuerpo. La curación se produce dentro, pero yo quiero combinar mi fuerza con la de usted: Si ambos formamos un equipo, viviré una vida más larga y mejor.

»Doctor, no permita que sus opiniones negativas, sus temores y sus prejuicios afecten a mi salud. No se ponga en el camino de mi curación por excederse en sus expectativas. Déme la posibilidad de ser una excepción en sus estadísticas.

»Déme a conocer sus opiniones y su tratamiento y ayúdeme a que lo haga mío. No obstante, recuerde que lo que yo piense es lo más importante. Lo que no crea no podrá ayudarme.

»Quiero saber lo que la enfermedad va a representar para mí. Si mis convicciones aceptan una terapia alternativa en lugar de la terapia convencional, no prescinda de mí. Por favor, trate de influir en mis puntos de vista y espere mi conversión, que puede llegar en el momento en que esté desesperadamente enfermo y con necesidad de su tratamiento.

»Doctor, usted puede enseñarnos a mí y a mi familia a vivir con mi problema cuando yo no esté con usted. Escuche con calma nuestras preguntas y preste atención cuando le necesitemos. Es importante que sienta libertad para hablar con usted y preguntarle. Viviré más tiempo y con mayor sentido si establecemos una relación de mutuo entendimiento. Le necesito a usted en mi vida para lograr nuevos objetivos».

En EE.UU. decir la verdad raramente se cuestiona por razones legales, ya que mentir puede ser causa de proceso judicial; pero el impacto emocional que pueda producir un diagnóstico queda compensado por la colaboración permanente de psicólogos, asistentes sociales y voluntarios (normalmente expacientes de cáncer), que trabajan con médicos y pacientes para conseguir crear una atmósfera positiva en la que ambos puedan apoyarse en la búsqueda de un mismo fin: la curación.

Por otro lado, decir la verdad no debe significar necesariamente que se deba dejar al paciente en un estado de crisis emocional, que por sí misma ya podría constituir un riesgo. Si bien es cierto que no deben darse falsas esperanzas (aunque personalmente crea que la esperanza nunca debe perderse), también lo es que no debe incurrirse en la proyección de falsos miedos. Debe encontrarse un término medio adecuado, en el que tanto médico como paciente se sientan libres de tensión y dispuestos a colaborar en el proceso de recuperación.

Los problemas y las dudas que se plantean a la hora de informar a un paciente sobre su diagnóstico y comunicarle la verdad se originan por el hecho de no tener suficientemente en cuenta, cuando se ofrece la información, las características de personalidad particulares de cada paciente.

Cada persona y, por ello, cada paciente de cáncer, posee

una identidad propia y una manera específica de codificar la información que recibe. El equipo médico debe ser consciente de esta realidad y aceptar que cada enfermo necesita recibir la información según sus propios códigos si quiere que verdaderamente colabore y deposite en él su confianza.

Sé que muchos médicos pensarán que bastante tienen ya con ocuparse de la enfermedad como para empezar a preocuparse por la personalidad de sus pacientes y por cómo deben o no recibir éstos la información; pero, como siempre, nos encontramos ante la problemática de por qué no existen –siempre refiriéndome a mi país– más profesionales especializados en el área de la psicología oncológica que puedan cubrir, en cierta manera, aquellos aspectos del paciente que se escapan de la práctica médica y que pertenecen, por descontado, al campo de lo psicosocial. No hay duda de que la intervención de un psicólogo sería muy útil en dos aspectos: para conocer cuál es la manera más apropiada de dar la información al paciente, y para servir de catalizador de las emociones del paciente, papel que a menudo también se le exige al médico, cargado como está ya de suficientes responsabilidades.

Un prestigioso neumólogo de Barcelona me comentó cómo una de sus pacientes a la que le había informado de un diagnóstico de cáncer de pulmón se había suicidado dos días después de conocer su enfermedad y sin ni siquiera haber podido discutir con ella las posibilidades reales de tratamiento. Con la agonía escondida bajo una máscara de fortaleza, se había despedido sin que él se percatara de la desesperanza que se había apoderado de ella en el mismo momento de oír su diagnóstico. La noticia, clavada en su corazón, la empujó a tomar tan dramática resolución. Sin tiempo para reposar la información y reflexionar sobre ella, la mujer se quitó la vida dejando escrita una nota en la que, resumiendo, pedía disculpas por la decisión tomada y la justificaba alegando incapacidad para soportar el sufrimiento que la enfermedad iba a ocasionar, no sólo a ella, sino al resto de su familia. De esta manera les liberaba de la angustia y el dolor que conllevaría presenciar la degeneración hacia lo que, según ella, era su ya anunciado final.

No es difícil adivinar lo que para este médico supone, ahora, decir la verdad.

En mis terapias suelo contar a menudo con la colaboración de personas que, diagnosticadas de cáncer, o bien han conseguido una remisión completa de la enfermedad o bien, enfrentándose aún a ella, no han permitido que ésta perturbe sus estilos de vida y maneras de pensar.

J. M. es una de esas personas que de forma altruista ofrecen su apoyo y colaboración en algunas de mis sesiones con enfermos de cáncer. Hace cinco años se le diagnosticó un cáncer de origen endocrino del que las probabilidades de curación eran prácticamente nulas. Su pronóstico era grave y los médicos prometían escasos resultados a partir del tratamiento que se le iba a aplicar. Pero J. M., sin aceptar entrar en ese callejón sin salida y, a pesar de la gravedad del supuesto veredicto, sin permitirse en ningún momento el desaliento, se propuso combatir su enfermedad aunque las expectativas de curación fueran del todo improbables. No estaba dispuesto a morir, al menos no todavía, y la conciencia de su situación le potenció más la necesidad de lucha y el deseo de vivir. Aunque la idea de una muerte próxima no le asustaba, estaba dispuesto a desafiarla. Los médicos responsables de su caso alabaron la confianza depositada en ellos así como su grado de participación durante todo el período de tratamiento. Varios meses de terapia anticancerosa dieron como resultado una remisión completa de la enfermedad y hasta la fecha de hoy no se han presentado signos de recurrencia.

Un cáncer acostumbra a presentar tres trayectorias de evolución: avanza, remite o permanece inalterable, y cualquiera de las tres es posible dependiendo de cómo evolucione la enfermedad a partir del tratamiento y a partir, en cierta manera, de las actitudes y formas de actuación del enfermo. Adelantar acontecimientos, puede, además de convertirse casi siempre en un hecho irreversible, acabar con las posibilidades de recobrar la salud.

Es evidente que del propio enfermo dependerá la forma de vivenciar la enfermedad, pero merece la pena informarse bien antes de inclinarse por determinaciones tan drásticas e impulsivas como la que tomó la paciente del conocido neumólogo como consecuencia de la muy extendida opinión de que el cáncer es una enfermedad de la que se pueden tener escasas expectativas de vida.

Sea lo que sea a lo que uno tenga que enfrentarse, se debe tener en cuenta que si se cede en la voluntad de hacerle frente a la enfermedad, aunque tan sólo sea por un instante, ésta acaba por vencernos. En definitiva, se trata de mantener, en el momento de informar, el espíritu de lucha siempre abierto y proporcionar al paciente de cáncer un grado de información que no le haga sentir que pese a todo lo que se haga por salvar su vida va a morir irremisiblemente a causa de su enfermedad en un breve plazo de tiempo.

¿Por qué a mí?

A menudo, después de saber que se es víctima de una situación que se cree imposible de controlar, como bien podría ser el diagnóstico de un cáncer, las personas tienen una marcada tendencia a intentar encontrar la causa o la razón de por qué les ha tocado a ellas padecerla.

Podría asegurar que son muy pocos los pacientes de cáncer (al menos por lo que respecta a mi propia experiencia) que no se hayan planteado alguna vez la cuestión de ¿por qué a mí? y se hayan propuesto averiguar cuál o cuáles podrían haber sido los motivos que les ha hecho merecedores de sufrir semejante enfermedad y permita justificar su lamentable situación.

El ser humano, como tal, tiende a buscar la razón o razones que causan los distintos acontecimientos de su vida. Permanentemente el hombre se está justificando. Es algo que incluso parece inherente a la raza humana y desde luego frente a una situación como la que depara el conocimiento de una enfermedad, repito, considerada nefasta, no iba a ser diferente.

Hasta aquí, todo parecería correcto y aceptable si las personas a través de la búsqueda de posibles causas a su enfermedad pudieran localizar e identificar algún factor de riesgo que les permitiera asumir un cierto grado de responsabilidad en el inicio de su enfermedad, y por la misma razón en su proceso de curación.

Pero lamentablemente no siempre es así y, aunque parezca increíble, son muchas las veces que he podido escuchar de labios de los propios afectados cómo creían que su enfermedad se debía a causas absolutamente sobrenaturales.

La idea de un castigo divino por apartarse de lo que se supone son los designios de Dios suele ser muy habitual entre las personas que han recibido un diagnóstico de cáncer. ¿Qué he hecho yo para merecer esto? Es éste un pensamiento que aflora reiteradas veces en la mente de los pacientes de cáncer y Dios acaba siendo, al final, el culpable de todas las desgracias, creyéndosele autor de cualquier evento negativo que pueda acontecer en la vida del hombre. Durante el proceso de enfermedad siempre hay un momento en el que tarde o temprano se cae en la tentación de suponer que tal vez todo se deba a la intervención de la justicia divina, de la misma manera que también se suele agradecer a Dios el hecho de que la enfermedad vaya remitiendo y se consiga recuperar la salud. Los propios médicos suelen emplear términos o referencias divinas para dar apoyo en aquellos casos en los que la medicina no puede ofrecer ninguna alternativa de curación: «Ahora todo queda en manos de Dios» o «Que sea lo que Dios quiera» son frases de apoyo habituales cuando las probabilidades de supervivencia son escasas.

Por suerte, y aunque pocos puedan negar que se han sentido atraídos por esta absurda idea, gracias a una seria reflexión posterior y a un lógico análisis de la situación estas ideas terminan por ser desterradas y sustituidas por formas de pensamiento más constructivas y acordes con las teorías científicas propuestas para explicar las posibles causas de la enfermedad.

Una de mis pacientes estaba convencida de que su cáncer óseo se debía a que Dios la estaba castigando por compartir su vida con un hombre divorciado y con el que no había podido contraer matrimonio eclesiástico. Su familia, a excepción de su hermana, que fue la que nos puso en contacto, no aceptaba esta unión y nunca dejaron de repetirle que tarde o temprano ella se arrepentiría de su forma pecaminosa de vivir. Una vez diagnosticada la enfermedad mi paciente se convenció de que las predicciones se habían hecho realidad y que, en cierta manera, el cáncer era consecuencia de su conducta.

Nuestros pensamientos, nuestras ideas y convicciones más profundas acerca del origen y el sentido de muchos de los retos con los que nos tenemos que enfrentar a lo largo de nuestra existencia suelen ser, en gran medida, producto de una herencia que podríamos definir como de pensamiento, mantenida de generación en generación a lo largo de la historia en el inconsciente humano.

Ideas absolutamente ridículas y carentes de sentido acechan en nuestras mentes, como herencias del pasado, a la espera de impedir nuestro desarrollo y bienestar emocional.

No suele ser fácil liberarse de cogniciones que, aun siendo falsas, permanecen profundamente arraigadas en la mentalidad de las personas.

La idea del castigo divino en pago a los múltiples pecados cometidos por la humanidad como origen de la enfermedad ha prevalecido a lo largo de muchas civilizaciones. En el pasado y a lo largo de la historia la Iglesia aceptaba que la enfermedad era consecuencia del pecado, y el cuidado de los enfermos constituía un acto de caridad. Así, los primeros hospitales nacieron como centros de acogida para los supuestos desviados de la fe.

En la prehistoria y durante la aparición de los primeros pueblos primitivos las enfermedades se atribuían a la posesión de espíritus malignos como consecuencia de la pérdida de la protección divina. En la antigua Mesopotamia la enfermedad recaía sobre aquellos que violaban el código moral establecido. Los antiguos hebreos creían que la enfermedad se presentaba cuando se había ofendido a Dios (Jehová), y solamente los sacerdotes tenían capacidad para curar. El auge de la civilización griega permitió, al menos en Occidente, que las enfermedades dejaran de atribuirse a los dioses o demonios y se empezaran a relacionar con desequilibrios en el organismo; pero cuando una nueva epidemia para la que no se hallaba causa o antídoto que la eliminara amenazaba a la población, la idea de castigo o posesión volvía a apoderarse del pensamiento de las personas. La peste negra o muerte negra (siglo XIV), que acabó con la vida de miles de personas y ha sido considerada la enfermedad infecciosa que ha provocado más muertos en la historia de la humanidad (ocasionó la muerte de casi un tercio de la población de Europa occidental), se consideró, de nuevo, como había sucedido en las culturas más antiguas, causa del comportamiento pecaminoso del hombre. Boccaccio, célebre escritor italiano (1313-1375), en su introducción al *Decamerón*, describe:

> «Tan grande fue la crueldad de los cielos, y hasta cierto punto de los hombres, que entre marzo de 1348 y julio se calcula que más de 100.000 seres humanos perdieron la vida en la ciudad de Florencia».

La peste acabó con la vida de muchas personas, pero era tal el poder de las supersticiones y de los prejuicios sociales que muchas otras también murieron como consecuencia de las humillaciones y torturas sufridas por creerles culpables de la ira de Dios.

Ya en nuestra época, no son pocos los que piensan que el sida, por ejemplo, se debe a la furia de Dios que intenta aplacar lo que muchos juzgan como la degeneración que se vive en nuestro tiempo. La carga que supone el peso del pasado en nuestro inconsciente ensombrece en muchas ocasiones la lucidez necesaria para interpretar la realidad adecuadamente.

Pero la frase «¿Qué he hecho yo para merecer esto?» pierde sentido cuando se comprende cuál es la realidad del cáncer.

Parece indiscutible alegar que la causa del cáncer se debe principalmente a la influencia de factores externos tales como exposición a determinadas sustancias cancerígenas, radiaciones, dieta o incluso una cierta predisposición genética, pero no se puede asegurar con absoluta certeza que alguno de estos factores constituya por sí solo la causa única capaz de originar un cáncer. Ni todos los que fuman desarrollarán cáncer de pulmón ni todos los que no incluyan fibra en su dieta desarrollarán un cáncer de intestino. Se sabe de personas que, aun estando expuestas constantemente a sustancias que se identifican como cancerígenas, logran mantenerse en un perfecto estado de salud, y también se sabe de otras que, a pesar de llevar una vida completamente sana y de cumplir estrictamente las normas que ello conlleva, terminan por enfermar de cáncer.

Asimismo, y sumados a la influencia de los ya nombrados factores externos como posibles causantes de la enfermedad, determinados factores emocionales pueden también provocar alteraciones en el funcionamiento del sistema inmunológico y, como consecuencia, inhibir su capacidad de respuesta ante la presencia de células atípicas. Un gran número de pacientes de cáncer reconoce haber pasado con anterioridad al diagnóstico por situaciones de crisis (divorcio, muerte del cónyuge, pérdida de trabajo, peligro de quiebra) que les provocaron temporalmente algún tipo de trastorno emocional (angustia, depresión, estrés...). Pero ni siquiera estos estados de perturbación emocional pueden llegar a ser considerados causa única desencadenante del cáncer.

Incluso se ha caído en la tentación de establecer la existencia de una personalidad predispuesta al cáncer: la personalidad tipo C cuyo perfil psicológico, a diferencia de la de tipo A (agresiva, competitiva, impaciente) y la de tipo B (despreocupada, no competitiva, calmada) se caracteriza por la represión de la ira, la frustración y la decepción de uno mismo.

En general, a modo de información, de una forma resumida y siguiendo con lo anteriormente mencionado, actualmente se identifican como promotores de un cáncer los siguientes factores:

- Los hereditarios;
- los clínicos;
- los ambientales;
- el estilo de vida,
- y factores psicológicos

(añadidos estos últimos a raíz de los nuevos descubrimientos en el estudio de las conexiones entre las emociones o pensamientos y el organismo).

Factores hereditarios: Se ha defendido la hipótesis de que los antecedentes familiares de cáncer (cáncer de mama, próstata, ovario) o determinados síndromes hereditarios (síndrome de Gardner, poliposis adenomatosa familiar, albinismo) pueden constituir un cierto factor de riesgo en el inicio de algunos tipos de cáncer.

Factores clínicos: Los antecedentes clínicos personales de una persona pueden aumentar las probabilidades de contraer la enfermedad. Algunos ejemplos de trastornos o enfermedades que pueden elevar la incidencia del cáncer son: para el cáncer de mama, por ejemplo, antecedentes de papilomas, hiperplasias, menopausia tardía etc.; para el cáncer de pulmón, antecedentes de enfermedad pulmonar obstructiva crónica (enfisema o bronquitis crónica); para el cáncer de cuello de útero, antecedentes personales de gonorrea o sífilis; para el cáncer ovárico, los quistes ováricos; para el cáncer gástrico, antecedentes de gastritis atrófica crónica o anemia perniciosa; para el cáncer esofágico, la acidez persistente.

Factores ambientales: Los factores ambientales hacen referencia a todos aquellos agentes de nuestro entorno que tienen capacidad de inducir o desencadenar un cáncer. Estos agentes carcinógenos están presentes en el ambiente y el contacto con ellos incrementa las posibilidades de contraer cáncer. La exposición excesiva a sustancias químicas, insecticidas y venenos naturales; el humo de tabaco en el ambiente; el radón, gas radiactivo natural producido por la descomposición del uranio en la tierra, las rocas, y el agua, capaz de penetrar en las casas sin ser detectado a través de materiales de construcción contaminados (bloques de cemento, grietas, orificios en los cimientos o desperfectos en tuberías), que está considerado como la segunda causa de cáncer en EE.UU., o carcinógenos industriales que contaminan el aire y afectan a los trabajadores en contacto con estas sustancias (ciertos metales, disolventes químicos, pesticidas, tintes, polvo, materiales radiactivos) son algunos de los factores que, introducidos en nuestro entorno, y aun con escasas probabilidades de riesgo, no dejan de tener su relevancia en el origen de algunos tipos de cáncer.

Estilos de vida: Las formas de comportamiento o determinados hábitos conductuales pueden contribuir al riesgo de contraer cáncer. Una alimentación desequilibrada, el consumo de tabaco y alcohol, la obesidad o ciertas prácticas sexuales son, en potencia, factores responsables de varios tipos de cáncer.

Factores psicológicos: De todos los posibles factores psicológicos sospechosos de ejercer una cierta influencia en el desarrollo de un cáncer quizás sea el estrés el que más relevancia tenga en la probabilidad de inducir el cáncer por su demostrado efecto sobre el sistema inmunológico.

El doctor Richard Rahe en *Stress, Healtz and Social Environement* (Estrés, salud y entorno social) presenta el modelo de representación de los efectos de los acontecimientos vitales sobre las personas (p. 48).

Los distintos eventos que acontecen en la vida del hombre serán catalogados o vividos como estresantes o amenazadores dependiendo de las cogniciones subjetivas de la persona, desarrolladas a partir de las experiencias pasadas y como consecuencia de formas de respuesta determinadas.

El peso o poder traumático de un acontecimiento dependerá de la traducción subjetiva que haga la persona que lo esté vivenciando. Un divorcio, la pérdida de empleo o incluso unas vacaciones no serán interpretadas de la misma manera por todo el mundo. Para cada uno de esos aconteci-

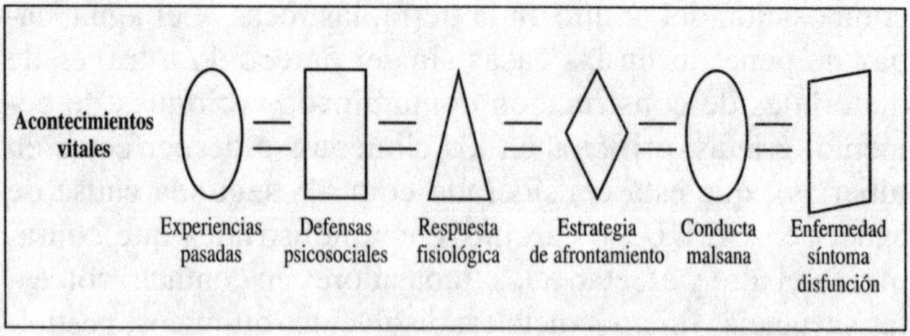

mientos existirá una manera concreta de reacción tanto psíquica como fisiológica.

Con el fin de determinar factores de riesgo y establecer correlaciones entre acontecimientos estresantes y aparición de enfermedades, el mismo Rahe, junto con el doctor Thomas Holmes, de la Universidad de Washington, elaboraron la llamada Escala de Reajuste Social, en la que se asigna una calificación a los distintos acontecimientos de la vida en función de la cantidad de estrés que pueden provocar.

Así, Holmes y Rahe otorgan un valor de 1 a 100 a cada uno de estos acontecimientos. La persona que sumando puntos acumula un total de 300 tenía un 80% de probabilidades de desarrollar un cáncer.

Acontecimientos vitales	Porcentaje de estrés
Muerte del cónyuge	100
Divorcio	73
Separación matrimonial	65
Encarcelamiento o confinamiento	63
Muerte de un familiar cercano	63
Enfermedad o lesión personal grave	53
Matrimonio	50
Despido	47
Reconciliación conyugal	45
Jubilación	45
Problemas de salud familiar	44

Embarazo	40
Dificultades sexuales	39
Existencia de un nuevo familiar (adopción, nacimiento)	39
Reajuste financiero importante	39
Cambios en el estado financiero	38
Muerte de un amigo	37
Cambios en la línea habitual de trabajo	36
Incremento de las discusiones en la pareja	35
Desembolso de sumas importantes de dinero	31
Vencimiento de hipoteca o préstamo	30
Cambio en las responsabilidades	29
Abandono del hogar por parte de algún hijo	29
Problemas con la ley	29
Triunfo personal sobresaliente	28
Pérdida o inicio de un trabajo por el cónyuge	26
Inicio o término del período escolar	26
Cambios en las condiciones de vida	25
Cambios en hábitos personales	24
Problemas con el jefe	23
Cambios en las condiciones u horario de trabajo	20
Cambios de residencia	20
Cambios de escuela	20
Cambio en las horas de recreo	19
Cambios en actividades eclesiásticas	19
Cambios en actividades sociales	18
Contraer hipotecas o préstamos de pequeña cantidad	17
Cambios en los hábitos de sueño	16
Cambios en el número de familiares que viven juntos	15
Cambios en los hábitos de alimentación	15
Vacaciones	13
Navidad	12
Transgresión menor de la ley	11

Decidir con absoluta certeza la causa del cáncer ha sido motivo de los más variados planteamientos teóricos (biológicos, místicos, conductuales...) pero entre todas las hipótesis formuladas para ofrecer una respuesta al origen de la enfermedad quizás la más extendida sea la teoría de la vigilancia inmunológica, aceptada en la actualidad para explicar el porqué del cáncer.

La teoría de la vigilancia apunta hacia el sistema inmunológico como principal protagonista en todo proceso canceroso. Nuestro sistema de defensa está preparado para luchar y combatir contra cualquier elemento extraño que invada o se genere en nuestro organismo, como, por ejemplo, una célula cancerosa.

Prácticamente casi todo el mundo produce alguna vez a lo largo de su vida células cancerosas o anormales; células que, en caso de un correcto funcionamiento del sistema inmunológico, suelen ser inmediatamente destruidas y eliminadas del cuerpo a través de su intervención. Encontrar las causas que dificultan, obstaculizan o debilitan su actividad constituye uno de los principales objetivos de muchos de los trabajos de investigación que se llevan a cabo hoy en día para encontrar qué es, en definitiva, lo que origina el cáncer, y qué nuevas perspectivas de tratamiento se podrían ofrecer para su curación.

Lo más acertado para comprender la complejidad de la enfermedad desde el punto de vista del paciente debería reducirse a interiorizar la idea de que el cáncer no es más que el resultado de la conjunción de múltiples factores. Intentar dilucidar una causa única, aparte de ser terreno exclusivo de los científicos, puede conducir al total abatimiento del enfermo.

Ya hemos dicho con anterioridad que el mantenimiento de la salud depende de la existencia de un equilibrio entre lo físico, lo psíquico y lo ambiental, y ante la dificultad de focalizar el elemento distorsionador de ese equilibrio es preferible no prestarle tanta atención a la búsqueda de culpables y ocuparse más en adquirir o restablecer aquellas conductas y actitudes que favorezcan la recuperación suprimiendo las que se consideren perniciosas o perjudiquen el mantenimiento de la salud.

Son tantas y tan variadas las causas que más valdría preguntarse ¿Por qué «NO» a mí? antes que ¿Por qué a mí?

Vale la pena, para terminar, añadir los «Diez mandamientos» que establece el Código europeo contra el cáncer como normas de prevención al cáncer:

1. No fume. Si fuma, deje de hacerlo lo antes posible y no fume delante de otros.
2. Sea moderado en su consumo de bebidas alcohólicas.
3. Evite la exposición al sol.
4. Respete las instrucciones profesionales de seguridad durante la producción, manipulación o utilización de toda sustancia cancerígena.
5. Coma frecuentemente frutas y verduras frescas y cereales con alto contenido en fibra.
6. Evite el exceso de peso y limite el consumo de grasas.
7. Consulte al médico si cambia el aspecto de su lunar o si aparece un bulto o una cicatriz anormal.
8. Consulte a un médico en caso de trastornos persistentes, como tos, ronquera, cambios en sus hábitos intestinales o pérdida de peso injustificada.

Para las mujeres:

9. Hágase regularmente un frotis vaginal.
10. Vigile sus senos regularmente y, si es posible, hágase una mamografía a intervalos regulares a partir de los 50 años.

El poder de las expectativas

La primera vez que B. D. recibió quimioterapia como tratamiento a una neoplasia de mama su reacción fue exactamente la esperada por ella. A pesar de que su médico le advirtiera sobre la poca agresividad del tratamiento y las escasas probabilidades de reacciones adversas padeció todos y cada uno de los efectos secundarios supuestamente derivados de la terapéutica farmacológica.

Junto con la caída del pelo, las náuseas y los vómitos acompañaron a la paciente no sólo durante y después de las sesiones de quimioterapia, sino incluso días antes del tratamiento.

B.D. sabía de antemano lo que significaba someterse a un tratamiento quimioterapéutico (había tenido la oportunidad de observarlo en varias personas) y no confiaba en que las cosas pudieran ser diferentes para ella.

Una vez finalizado el tratamiento se comprobó que la quimioterapia no había alcanzado los resultados esperados y se determinó someter de nuevo a la enferma, tras unos días de descanso, a una quimioterapia que, por más agresiva, se creía aumentaba su efectividad.

B. D., aterrorizada ante la idea de pasar otra vez por la misma situación, con un estado de ánimo muy poco adecuado para soportar un nuevo tratamiento y aconsejada por su médico, dispuso su participación en un grupo de terapia. El seguimiento continuado de la terapia de soporte, el aprendizaje de técnicas de afrontamiento, la práctica de la relajación y visualización así como el contacto con otras personas que, como ella, habían vivido su misma situación, le permitió adquirir una concepción nueva del tratamiento médico a seguir.

De nuevo frente al tratamiento y abordado de una manera completamente distinta, libre de expectativas negativas, sin miedos, con grandes dosis de optimismo y con el convencimiento de que la quimioterapia ya no era «su enemiga» sino «una aliada», B. D. logró rehuir la presencia de cualquier forma de reacción secundaria al tratamiento a la vez que experimentó una notable mejoría con respecto a la quimioterapia anterior.

¿Qué provocó la ausencia de efectos aun siendo esta última quimioterapia más agresiva que la primera?

Un cambio en su sistema de creencias había obrado el prodigio. La mente humana es capaz, por sí misma, de producir cambios bioquímicos en el cerebro a favor o en contra de nuestro bienestar y en función de nuestros pensamientos o cogniciones, y prueba irrebatible de ello la tenemos en las investigaciones sobre el efecto placebo.

El placebo se puede definir como una sustancia susceptible de producir a través de su uso efectos terapéuticos en un paciente sin poseer intrínsecamente capacidad para ello.

Muchas personas son capaces de experimentar los efectos esperados propios de una medicación aunque la «supuesta» medicación sea totalmente inocua. Durante años y a lo largo de la historia de la medicina se utilizaron remedios para sanar que sin propiedades curativas reales sí demostraron su efectividad para la curación. Excrementos humanos o de animales, grasa de hipopótamo, sangre de lagartija, araña molida, cuerno de unicornio, baños de vino y agua de canela fueron algunas de esas sustancias supuestamente medicinales empleadas para producir la sanación.

En el mundo moderno numerosos estudios se han llevado a cabo con el fin de confirmar y avalar el hecho ya científicamente comprobado del poder de la sugestión en la recuperación de la salud.

En el departamento de cirugía del Queen Elisabeth Hospital de Birmingham (Inglaterra), el doctor J. W. L. Fielding realizó el siguiente experimento:

A 411 pacientes se les dijo que podían esperar que se les cayera el pelo por efecto de la quimioterapia que iban a administrarles. Sin saberlo, el 30 % de los pacientes recibieron placebos en vez de quimioterapia y sufrieron pérdida de pelo, aunque las píldoras que habían tomado no contenían medicación alguna.

El doctor B. Bloch (1920, Zurich), realizó otro experimento relacionado con el tratamiento de las verrugas:

Sometía las verrugas de los pacientes a la acción de un impresionante aparato provisto de un ruidoso motor con luces centelleantes, al que se suponía emisor de poderosas radiaciones, aun cuando era por completo inoperante. El doctor les informaba que mientras recibían las radiaciones no debían moverse para nada hasta que las verrugas hubieran muerto. Después el médico pintaba con un tinte inocuo de color brillante cada verruga muerta, y señalaba al paciente que las mismas no debían tocarse, ni lavarse, hasta que hubieran desaparecido.

De 179 pacientes, un 31 % mostró la desaparición total de las verrugas en una sola sesión.

El doctor Steward Wolf (N. Y. Hospital, 1950), trató a mujeres embarazadas aquejadas de náuseas y vómitos persistentes. Se les recetó Ipecac, un inductor al vómito, aunque se les dijo a todas ellas que era un importante antiemético (reductor o inhibidor de vómitos).

Casi la totalidad de las náuseas y vómitos desaparecieron tras la administración del fármaco, a pesar de tratarse de un inductor al vómito. Las expectativas puestas en el tratamiento hicieron que éste tuviera el efecto contrario.

En todos estos casos queda reflejada la fuerza de las expectativas para provocar reacciones contrarias a las propias de la medicación ofrecida. Las expectativas, que como ya he dicho pueden ser positivas o negativas, adquieren el poder de alterar los resultados esperados por un tratamiento determinado. Si el cuerpo humano necesita para restablecer la salud la intervención de sustancias químicas o naturales, la misma persona que las ingiere puede anular o potenciar sus efectos sanadores con sus actitudes y pensamientos.

Si se cree en la eficacia del tratamiento y en la posibilidad de curación tal vez este pensamiento sea capaz de actuar como un placebo.

A la hora de administrar un placebo, lo que importa no es la sustancia neutra en sí misma, sino la fe en lo que la persona que la administra dice acerca de su efectividad. Es fundamental confiar en el tratamiento que el médico decide administrar para tratar la enfermedad. La fe en su fuerza para curar puede convertirlo en un potente placebo cuyo efecto sumado al propio del tratamiento bien pueden lograr una auténtica recuperación.

Por el contrario, la duda constante y repetitiva sobre la efectividad del tratamiento y las posibilidades de futuro pueden aminorar el proceso de curación, mitigar las fuerzas sanadoras y acelerar el desarrollo de la enfermedad.

Entre los murngin, una tribu del norte de Australia, se da un fenómeno llamado «muerte por tabú» por el cual, cuando se le dice a un murngin que alguien le ha robado el alma, y todo el mundo se entera, éste muere en pocos días mientras que si, por el contrario, ya próximo a la muerte, se le informa de que su alma le ha sido devuelta, la recuperación se produce de forma inmediata. ¿Hasta qué punto somos capaces de influir en nuestro cuerpo?

El psiquiatra Jerome Frank, autor de *Persuasion and Healing* (Persuasión y curación) afirma que «La convicción de una persona de que su situación es desesperada provoca su desintegración o muerte o al menos la acelera».

Con la intención de averiguar cuáles son las expectativas y las creencias que tienen mis pacientes de cáncer con respecto a la enfermedad y su tratamiento, suelo pasarles un pequeño cuestionario basado en el trabajo de Harold Benjamin, fundador de la Wellness Community, estamento dedicado a ofrecer asistencia psicológica gratuita a los pacientes de cáncer que cuenta con veinticuatro centros en California. Este cuestionario me permite evaluar lo que supone para ellos verse afectados por esta enfermedad. A todos les pido que se lo lleven a sus casas, lo contesten en la intimidad, sin interrupciones, con la mayor sinceridad posible y haciendo un análisis sereno de sus respuestas. Una vez contestado y con el apoyo de un terapeuta, el paciente puede distinguir cuáles son sus creencias «reales» en relación a su enfermedad y diferenciar las positivas y favorecedoras de la salud de las negativas e inhibidoras de la curación.

Cada evidencia de pensamiento contraproducente, erróneo, negativo o irracional sospechoso de obstruir la fe en la curación se aísla, se examina y se trabaja con ella hasta conseguir erradicarla y lograr, a través de la aclaración de conceptos, una reestructuración cognitiva más acorde con la realidad y no influenciada por ideas preconcebidas acerca de su enfermedad.

El cuestionario consta de las siguientes preguntas:

1. De los siguientes mitos que rodean la palabra cáncer, cuáles considera que son ciertos:

a) El cáncer es invencible:
SÍ NO

b) No hay nada que el paciente pueda hacer para luchar por su recuperación:
SÍ NO

c) Una vez que la enfermedad ha sido diagnosticada, el paciente ha perdido todo control sobre su vida:
SÍ NO

d) La vida no tiene ningún sentido después de un diagnóstico de cáncer:
SÍ NO

2. ¿Pueden las palabras que utilizo para describir mi situación interferir en mi proceso de recuperación?
SÍ NO

3. ¿Cree que las emociones pueden influir en su rehabilitación?
SÍ NO

4. ¿Conoce el significado del efecto placebo?
SÍ NO

5. ¿Cree que las expectativas que tenga sobre su curación pueden influir en su proceso de recuperación?
SÍ NO

6. ¿Algunas veces piensa que es inútil tener esperanzas?
SÍ NO

7. ¿Se siente totalmente impotente ante esta situación?
SÍ NO

8. ¿Se siente enfadado?
SÍ NO

9. ¿Se siente como si hubiera perdido todo el control sobre su vida?
SÍ NO

10. ¿Siente que tanto su familia como sus amigos se han distanciado de usted a causa de su situación?
SÍ NO

11. ¿Piensa que las personas que le rodean son incapaces de comprender su situación?
SÍ NO

12. ¿Considera que la comunicación se ha vuelto muy difícil?
SÍ NO

13. ¿Piensa que se ha convertido en una carga para los demás?
SÍ NO

14. ¿Piensa que ha dejado de ser una persona atractiva para los demás? ¿Siente que las personas que disfrutaban con su presencia ya no lo hacen ahora?
SÍ NO

15. ¿Se siente incapaz de participar en las actividades cotidianas?
SÍ NO

16. Estando usted libre de enfermedad, ¿evitaría a otra persona en su misma situación?
SÍ NO

17. ¿Se ha convertido en una persona demasiado exigente?
SÍ NO

18. ¿Es su enfermedad el primer tema de su conversación?
SÍ NO

19. ¿Está permitiendo que los demás realicen tareas que usted podría llevar a cabo?
SÍ NO

20. ¿Se siente como una víctima?
SÍ NO

21. ¿Piensa que las relaciones con su familia ya no son como antes? (piense en qué aspectos han cambiado):
SÍ NO

22. ¿Preferiría darse por vencido?
SÍ NO

23. ¿Considera que el valor que tenía para usted la vida se ha perdido?
SÍ NO

24. ¿Cree en la posibilidad de que usted pudiera hacer algo por su recuperación?
SÍ NO

25. ¿Quedan en su vida cosas por las que poder disfrutar todavía?
SÍ NO

Veamos ahora, a modo de ejemplo, lo que sería, para cada pregunta, una respuesta desde un punto de vista esperanzador y dirigido hacia la curación. Las explicaciones a cada una de ellas son escuetas y se limitan a hechos concretos. Es en realidad a lo largo del libro donde se hallarán las respuestas idóneas a estos interrogantes.

1. Mitos:

a) El cáncer es invencible: NO

Las posibilidades de curación de un cáncer crecen de forma vertiginosa simultáneamente con avance de las ciencias biopsicosociológicas y los progresos en las terapéuticas antineoplásicas. El diagnóstico precoz, un tratamiento adecuado, la colaboración y una actitud positiva incrementan enormemente las posibilidades de curación.

b) No hay nada que el paciente pueda hacer para luchar por su recuperación: SÍ

Desde luego, son muchas las cosas que un paciente puede hacer por recuperar la salud: cambios en las costumbres, rechazo de hábitos nocivos, aprendizaje de estrategias de afrontamiento, buena predisposición, evitar conductas y pensamientos estresantes o debilitantes. Controlarlos y evitarlos son, entre otras muchas, las opciones que tiene un paciente para participar en su recuperación.

c) Una vez que la enfermedad ha sido diagnosticada, el paciente ha perdido todo control sobre su vida: NO

Un paciente de cáncer, a no ser que se encuentre realmente en estado terminal o haya sufrido importantes e irreparables daños fisiológicos o psicológicos, no tiene por qué perder el control sobre su vida.

d) La vida no tiene ningún sentido después de un diagnóstico de cáncer: NO

La vida adquiere un mayor sentido después de un diagnóstico de cáncer.

2. ¿Pueden las palabras que utilizo para describir mi situación interferir en mi proceso de recuperación? SÍ

Describir la situación en términos negativos obstaculiza la confianza en el tratamiento, frena la colaboración, merma las esperanzas de vida e impide la liberación de los miedos generadores de depresión y ansiedad. Si bien las expresiones, en este caso negativas, no poseen en sí mismas capacidad de influencia física, sí pueden provocar formas malsanas de actuación e interferir en un tratamiento a seguir.

Por el contrario, descripciones en términos de esperanza

pueden abrir la puerta a comportamientos saludables y promotores del bienestar.

3. ¿Cree que las emociones pueden influir en su rehabilitación? SÍ

Si bien la recuperación de la salud es multifactorial, es incuestionable la influencia que nuestras emociones (depresión, ansiedad, miedo, desesperación) ejercen sobre las defensas del organismo y, teniendo en cuenta el papel que juega el sistema inmunológico en la curación, es evidente que las alteraciones emocionales, así como las emociones positivas, pueden contribuir al buen o mal funcionamiento del sistema defensivo del cuerpo.

4. ¿Conoce el significado del efecto placebo? SÍ/NO

Los estudios sobre el efecto placebo avalan la hipótesis del poder de las expectativas en todo proceso de curación y refuerzan la idea de que las personas somos capaces de provocar cambios en el organismo a favor de nuestra salud.

5. ¿Cree que las expectativas que tenga sobre su curación pueden influir en su proceso de recuperación? SÍ

La parte del libro dedicada al poder de las expectativas aclara este punto.

6. ¿Algunas veces piensa que es inútil tener esperanzas? SÍ/NO

La esperanza no debe perderse nunca; siempre hay posibilidades, por más imposible que parezca, de que la realidad dé un cambio y que la salud se recupere, incluso en aquellos casos en los que se creía estadísticamente improbable.

7. ¿Se siente totalmente impotente ante esta situación? SÍ/NO

La impotencia es sinónimo de incapacidad, y el paciente de cáncer es y debe ser capaz de asumir una cierta responsabilidad en su proceso de recuperación.

8. ¿Se siente enfadado? SÍ/NO

Ser consciente del sentimiento de enfado, no reprimirlo y liberarse de su influencia en caso de que exista constituye un aspecto importante en cualquier terapéutica de soporte. El rencor sólo conduce a la prolongación del dolor y al debilitamiento emocional; además de interferir en el establecimiento de buenas relaciones ya sean dentro del ámbito familiar como del profesional.

9. ¿Se siente como si hubiera perdido todo el control sobre su vida? SÍ/NO

El hecho de considerar que la persona ha perdido la capacidad de control sobre su vida es un error habitual y motivo de tratamiento de soporte.

10. ¿Siente que tanto su familia como sus amigos se han distanciado de usted a causa de su situación? SÍ/NO

El distanciamiento entre familiares o amigos suele ser producto del miedo a la enfermedad y a la pérdida. Del propio paciente dependerá, muchas veces, la clase de relación que se establezca con las personas que le rodean. A menudo los amigos o familiares, desconcertados, se distancian de la persona enferma por no saber cómo actuar e influidos, también, por las ideas dramáticas que se mantienen sobre la enfermedad.

11. ¿Piensa que las personas que le rodean son incapaces de comprender su situación? SÍ/NO

Una comunicación abierta y sincera, apoyada en la verdad, facilitará la comprensión. Un soporte terapéutico adecuado puede resolver los problemas derivados del sentimiento de incomprensión.

12. ¿Considera que la comunicación se ha vuelto muy difícil? SÍ/NO

La ausencia de comunicación, una vez identificada, debe ser resuelta en mutua colaboración y con el apoyo de un terapeuta especializado. A menudo la falta de comunicación no es más que la prolongación de dificultades previas de relación.

13. ¿Piensa que se ha convertido en una carga para los demás? SÍ/NO

El hecho de considerarse una carga para los demás no depende tanto de su estado físico como de las actitudes proyectadas con respecto a su situación.

14. ¿Piensa que ha dejado de ser una persona atractiva para los demás y siente que las personas que disfrutaban con su presencia ya no lo hacen? SÍ/NO

La experiencia de pasar por una enfermedad grave ha permitido, en muchas ocasiones, la evolución de la persona hacia terrenos de máxima madurez. Abrir la puerta a un mayor conocimiento de sí mismo suele incrementar el atractivo de la persona hacia los demás, siempre y cuando, por supuesto, los demás quieran a su vez aprender.

15. ¿Se siente incapaz de participar en las actividades cotidianas? SÍ/NO

A menos que la incapacidad esté físicamente justificada, la persona afectada de un cáncer deberá prestar su colaboración a niveles acordes con su capacidad real de participación, pero si por el contrario los motivos que se lo impiden son imaginarios, apoyados en la pena, la duda y el temor deberá hacerse un esfuerzo por resolver los conflictos internos que mantienen esta postura y desarrollar formas de pensamiento alternativas apoyadas en sus verdaderas posibilidades de intervención.

16. Estando usted libre de enfermedad, ¿evitaría a otra persona en su misma situación? SÍ/NO

Evitar a una persona por el hecho de estar enferma constituye un reflejo del miedo que suscita la enfermedad. Lógicamente ante esta actitud recibir un diagnóstico de cáncer puede ser vivido como algo realmente insostenible. Por otra parte, prestar apoyo a partir de la propia experiencia con la enfermedad demuestra la fortaleza adquirida, la superación del miedo y el convencimiento del restablecimiento de la salud.

17. ¿Se ha convertido en una persona demasiado exigente? SÍ/NO

Las exigencias ponen en evidencia el miedo oculto de la persona por perder el control sobre su vida y suelen ser, casi siempre, producto de la inseguridad y el rencor de la persona por verse afectada por esta enfermedad que furtivamente se ha colado en su vida.

18. ¿Es su enfermedad el primer tema de conversación? SÍ/NO

A medida que el paciente de cáncer avanza en la comprensión y adaptación a su enfermedad, ésta deja de ser tema central en sus conversaciones. Referencias continuas a la enfermedad reflejan la desconfianza hacia la recuperación. En la búsqueda interminable de una luz a la esperanza el enfermo intenta capturar un atisbo de confianza en sus comunicaciones con los demás.

19. ¿Está permitiendo que los demás realicen tareas que usted podría llevar a cabo? SÍ/NO

Abandonar actividades que uno mismo podría hacer, apoyado en la excusa de la enfermedad, evidencia una reacción exagerada y poco acorde con la verdadera situación del paciente, además de bloquear la sensación de superación.

20. ¿Se siente como una víctima? SÍ/NO

Sentirse víctima reafirma una vez más la convicción de la incapacidad de poder escapar de la situación.

21. ¿Piensa que las relaciones con su familia ya no son como antes? SÍ/NO. Si su respuesta es sí, ¿en qué aspectos?

La respuesta dependerá de cada paciente en concreto.

22. ¿Preferiría darse por vencido? SÍ/NO

Aun ante la idea de que uno nunca debe darse por vencido, para responder a esta pregunta debe determinarse el sufrimiento real del enfermo de cáncer.

23. ¿Considera que el valor que tenía para usted la vida se ha perdido? SÍ/NO

Averiguar en qué sentido se ha perdido el valor de la vida y de qué manera la enfermedad ha contribuido a ello inducirá una forma de actuación específica para recuperar el sentido dado a la vida.

24. ¿Cree en la posibilidad de que usted pudiera hacer algo por su recuperación? SÍ/NO

La lectura de este u otros libros similares puede hacerle cambiar de opinión.

25. ¿Quedan en su vida cosas por las que poder disfrutar todavía? SÍ/NO

Se cree que las ganas de luchar y el deseo de vivir estimulan las fuerzas sanadoras del enfermo y potencian la eficacia del tratamiento.

La reestructuración de pensamiento en la terapéutica de soporte entra dentro de las llamadas técnicas de reestructuración cognitiva que ya trataremos más adelante en referencia a los tratamientos de tipo psicológico.

Curaciones milagrosas

Sin querer ponerme en contra de la medicina tradicional ni intentar dudar de su eficacia y validez científica, no se puede negar la evidencia de casos en los que, sin ningún tipo de intervención médica, se ha logrado superar la enfermedad.

Desde el inicio de mi profesión como psicóloga especializada en psicoterapia aplicada al cáncer e incluso mucho antes y a través de los medios de divulgación popular he oído, reiteradas veces, comentarios sobre personas que han sido diagnosticadas de cáncer con pocas probabilidades de curación –algunas de ellas incluso en estado terminal–, y han logrado, sin necesidad de tratamiento médico o cuando la medicina convencional reconocía su incapacidad para ofrecer terapéuticas válidas, vencer su enfermedad, eludirla y hacerla desaparecer del mismo modo que posiblemente apareció lenta y progresivamente.

Sería muy gratificante para mí poder dar testimonio de estas llamadas «curaciones espontáneas» o «curaciones milagrosas» que, según defienden las personas que se supone las han experimentado, se deben sólo a su propia fuerza interior para llevar el mando de la curación y sostienen con determinación la idea de que el origen de la sanación se halla sólo y exclusivamente en el propio cuerpo y en la capacidad de manipular sus funciones por medio de la voluntad.

Creo que es obvio, por las declaraciones que he venido realizando a lo largo del libro, mi apoyo a los tratamientos médicos convencionales y mi convicción en la necesidad de someterse a ellos con un espíritu positivo y abierto a la esperanza en su poder para curar, pero también tengo que manifestar si quiero ser sincera conmigo misma y con todos aquellos que alguna vez me han manifestado su interés por este tema, que hay algo dentro de mí que me empuja a creer en la posibilidad de lograr algún día, quizás no muy lejano, que las personas adquieran a través de la practica y los avances en psiconeuroinmunología, la habilidad de poder entrenar a su cerebro y adquirir la fuerza de curar. No sin antes tener en cuenta, por supuesto, la obligación de introducir en nuestra sociedad importantes cambios en los hábitos comportamentales de la población y en las condiciones ambientales del medio que nos rodea.

Eugene P. Pendergrass, presidente de la American Cancer Society, en su discurso presidencial en 1959 dijo:

> «Es mi sincera esperanza que podamos ampliar nuestro ámbito de actuación para incluir en él la posibilidad de que dentro de nuestra propia mente exista un poder capaz de desencadenar fuerzas que puedan facilitar o inhibir el progreso de esta enfermedad».

Soy consciente de que la idea de «autocuración» puede ser calificada de «burda charlatanería» por la clase médica tradicional, pero no olvidemos que cualquiera de los avances científicos que han generado un cambio de esquemas a lo largo de la historia han sufrido los ataques y las críticas de los considerados «entendidos», que impedían –con su actitud despreciativa hacia los nuevos descubrimientos– la evolución hacia horizontes más amplios.

Si aceptar la idea de la existencia de una estrecha unión entre la mente y el cuerpo ha sido motivo de importantes controversias, a pesar de estar científicamente demostrado, no quiero ni pensar en la repercusión que tendría dentro del mundo de la medicina la afirmación de que los individuos somos potencialmente capaces de mantener y procurarnos la salud.

En realidad no tendría por qué ser motivo de rechazo, pues la idea en sí bien podría constituir una atractiva e interesante hipótesis de trabajo para plantear un programa de investigación.

En todo caso, sí sería justo y perdonable considerar la idea de que las personas podemos influir en nuestra salud e incluso en nuestra enfermedad –siempre con un cierto halo de duda o escepticismo–, pero nunca intentando juzgar de chaladura o incongruencia la posibilidad de semejante «maravilla», pues no cabe duda de que se trataría de una autentica maravilla que lográramos manejar por medio de nuestra voluntad la funcionalidad del organismo para que permaneciera siempre perfectamente sano.

Las críticas destructivas y peyorativas ante un hecho que, aun considerándose dudoso, podría ser de una gran valía para el desarrollo y avance de la humanidad me hace poner en duda la madurez científica de aquellos que las suscitan.

Particularmente me considero una persona abierta a cualquier adelanto que permita mejorar nuestra calidad de vida como individuos y aumentar nuestras perspectivas de futuro.

Todo es posible (hasta que no se demuestre lo contrario), y en la recuperación de la salud hay muchas situaciones inexplicables para la ciencia que alcanzarían toda su lógica observándolas bajo una perspectiva diferente a la establecida en los cánones acordados por la medicina convencional.

No se puede olvidar que desde la práctica de la medicina en las civilizaciones antiguas hasta la actual se han originado cambios y avances tanto en las formas de diagnóstico como de tratamiento que impresionarían profundamente a cada una de las civilizaciones precedentes.

Espero y deseo librarme de la censura médica si me tomo la libertad de explicar en este capítulo algo sobre curaciones milagrosas o remisiones espontáneas, término usual para referirse a este tipo de fenómenos. Esto es lo que una mujer me contó acerca de su curación después de haber sido diagnosticada de un cáncer de mama y de haber rechazado cualquier tipo de intervención por parte de la medicina convencional:

> «Como consecuencia de haber participado en un programa de televisión en el que se trató el tema de la psiconeuroinmunología, esta mujer, que había estado viendo el programa y se había identificado con alguno de los aspectos que allí se discutieron, decidió ponerse en contacto conmigo y contarme su experiencia con la enfermedad. Consuelo (que así se llamaba), naturista convencida y contraria a la administración de "venenos" –así calificaba a las terapéuticas farmacológicas–, no quiso ya desde el momento en que conoció su diagnóstico seguir el o los consejos dados por su médico, con el que curiosamente su marido y ella mantenían una estrecha amistad. Solía asociar los hospitales con talleres de coches y comparaba las interminables visitas a los médicos y los numerosos remedios con las, también permanentes, averías y reparaciones a las que se veía sometido un coche a partir del momento en que un "mecánico" les ponía la mano encima. "Cuando entras... ya no sales", acostumbraba a decir.»

Era de esperar que su médico –y amigo–, molesto y aturdido por la decisión de la paciente de no obedecer las pautas habituales de tratamiento, que en su caso se basaba en la cirugía y quimioterapia, mantuviera una seria conversación con el marido advirtiéndole de los peligros de tan disparatada elección. Médico y marido presionaron a la paciente hasta conseguir que ésta aceptara finalmente someterse al tratamiento, siempre y cuando le permitieran poner una condición: Consuelo pedía tres meses de su tiempo para intentar superar su enfermedad por sus propios medios. Conocía el método que Carl Simonton (oncólogo especializado en radioterapia) y su mujer Stephanie Simonton venían desarrollando desde 1969 en el Centro de Terapia e Investigación sobre el Cáncer (Dallas), del que Carl era director médico. El matrimonio Simonton, interesado en probar un enfoque psicológico para el tratamiento del cáncer, utilizaba técnicas de la psicología motivacional con el fin de inducir y aumentar el deseo de vivir de los pacientes de cáncer y movilizar sus propios recursos para participar activamente en su recuperación. Todo ello sin pretender, de ningún modo, a través de su trabajo minimizar el papel del médico y del resto de los profesionales de la salud implicados en el tratamiento, tal y como ellos afirman en su libro *Recuperar la salud*.

Consuelo quiso, por un corto período de tiempo, intentar superar su cáncer con la única ayuda de las técnicas de elaboración de imágenes mentales visuales que los Simonton aconsejaban a sus pacientes. A los tres meses de practicar diariamente con la visualización, el cáncer de mama de Consuelo sufrió una remisión espontánea ante la total incredulidad del médico, que tuvo que reconocer y aceptar la curación de la enferma sin mediación alguna de tratamiento médico.

La visualización o técnica de elaboración de imágenes mentales consiste en la representación mental de una meta deseada con el fin de poder lograrla. Se basa en la idea de que, en un estado apropiado y libre de estímulos distorsionantes, las personas podemos inducir cambios fisiológicos sólo con focalizarlos en nuestra mente e imaginar que esos cambios ocurren. El paciente pone la imagen, el cerebro la capta, la codifica como una orden y la ejecuta siguiendo las instrucciones marcadas por la visualización, que en el caso del cáncer consistiría en imaginar cómo el tratamiento va destruyendo las células cancerosas mientras se fortalecen las defensas.

Si bien en estos ejercicios el paciente escoge la forma de visualizar, los Simonton reconocen una serie de cualidades comunes en las imágenes mentales para que éstas sean efectivas:

1. Imaginar las células cancerosas como débiles y confusas.
2. Imaginar el tratamiento como fuerte y poderoso.

3. Imaginar que el tratamiento ataca sólo a las células cancerosas y ver que las células sanas no se ven afectadas por éste (los tratamientos suelen tener efectos tanto sobre las células enfermas como sobre las normales).
4. Imaginar a los leucocitos o glóbulos blancos en mayor número que las células cancerosas.
5. Imaginar a los leucocitos como agresivos, guerreros y rápidos en la búsqueda y destrucción de las células de cáncer.
6. Imaginar a las células cancerosas siendo expulsadas del cuerpo de forma normal y natural.
7. Imaginarse a uno mismo lleno de salud y libre de enfermedad.
8. Imaginar metas de futuro como prueba de la confianza en la recuperación y el compromiso de vivir.

De entre las innumerables razones que se buscan para entender las remisiones espontáneas, el poder de la visualización es la que se situaría en el primer lugar. Curanderos, sanadores, espiritistas, aguas milagrosas, plantas curativas e incluso manos que sanan se añaden a la lista de posibles desencadenantes de este tipo de curaciones, pero quizás todas ellas no constituyan más que maneras indirectas de aplicar la imaginación al asignarles mentalmente el poder para sanar. (Como demuestran los estudios sobre el efecto placebo al que dedicaré otro de los capítulos.)

Charles Garfiel, psicólogo del Medical Center de la Universidad de California, en San Francisco, estudió las causas de supervivencia en un grupo de pacientes del centro, y dedujo que la mayoría de ellos poseía la aptitud de conseguir estados mentales que permitían a sus cuerpos funcionar a niveles más allá de lo corriente. Garfield encontró una gran similitud entre lo que solían hacer los pacientes del estudio y los métodos empleados por los competidores soviéticos y de Europa occidental vencedores en los Juegos Olímpicos durante décadas.

Una remisión espontánea será atribuida a un milagro hasta que no sean objeto de mayores investigaciones esas posibles manipulaciones psicológicas sobre la actividad orgánica.

En palabras de Norman Cousins:

> «Los éxitos terapéuticos de los curanderos no pertenecientes a la profesión médica que han tenido lugar a lo largo de la historia deben ser evaluados a la luz de la capacidad de autocuración que existe en toda forma de vida y, especialmente, en los seres humanos».

La función del curandero como mediador en la sanación es reconocida en muchas culturas sudamericanas, africanas o indias, entre otras, y hay pruebas de que en bastantes ocasiones estas prácticas tan poco ortodoxas, tan fuera de lo común, y la mayoría de ellas llevadas a cabo a modo de ritual, han sido protagonistas de no pocas curaciones «milagrosas».

La medicina como ciencia subestima la incidencia de estas curaciones espontáneas o milagrosas y prefiere catalogarlas como de «errores de diagnóstico» cuando se encuentran con casos en los que la recuperación de la salud se ha realizado sin ningún tipo de intervención médica.

No estaría de más que, al igual que se invierten cuantiosas cifras de dinero destinadas a la investigación de las posibles causas desencadenantes de la enfermedad y a la búsqueda de antídotos para dominarla, se destinara también una parte de ese capital al estudio y la comprensión del porqué de esas curaciones y su influencia en el mantenimiento de la salud, con el fin de poder aceptar desde un punto de vista no demasiado alejado de lo admitido como científico que tal vez estas remisiones milagrosas son inducidas por la intervención de fuerzas internas propias del ser humano.

Cualquier tipo de curación milagrosa suele estar, casi siempre, vinculada a algo o a alguien al que se le otorgan los atributos de fuente sanadora y es del todo posible que la habilidad de curar no dependa tanto de la fuente en sí como de la fe en su poder para sanar.

¿A qué se debe si no la famosa frase «La fe mueve montañas»?

Beneficios de la enfermedad

En casi todos los libros de autoayuda suele encontrarse algún capítulo que directa o indirectamente hace referencia a los beneficios que la enfermedad puede proporcionar a la persona enferma y en mi libro, aunque de una forma un tanto distinta, he querido también incluir entre sus capítulos uno que pueda explicar de qué manera la enfermedad se puede convertir –aunque ello parezca difícil de creer– en una fuente de importantes beneficios.

Normalmente, cuando se habla de posibles beneficios de la enfermedad se suele afirmar que ésta se debe sólo y exclusivamente a un deseo inconsciente de la persona por estar enferma y así satisfacer una serie de necesidades que estando sana no sabría cubrir. De esta manera la persona enferma puede obtener aquello que anhela y que se ve incapaz de conseguir si no fuera gracias a la enfermedad: atención, cariño, cuidados, descanso de responsabilidades.

La enfermedad se convierte así en una útil herramienta emocional que el enfermo, siempre inconscientemente, utiliza para intentar protegerse y a la vez manipular un ambiente posiblemente considerado como hostil o amenazante por el propio paciente. Un entorno donde parece que uno no puede vivir ni expresarse según sus ideas y en el que las cuestiones referentes a los sentimientos han pasado, en una escala de prioridades, a un último lugar.

Tremendo, ¿verdad?

Cuando a una persona enferma se le quiere hacer creer que su enfermedad no es más que un medio para conseguir lo que quiere, es francamente normal que el enfado sea la respuesta más inmediata a esta afirmación. Estoy segura de que muy pocos podrían aceptar la idea de que una persona sea capaz de desear una enfermedad –como en este caso puede ser el cáncer– con el solo propósito de manipular su entorno. No hay duda de que en la historia de la medicina, y más en concreto de la psicología, se han dado una gran variedad de casos en los que, en respuesta a traumas particulares o a la represión obligada de sentimientos y emociones, la enfermedad ha servido de válvula de escape. Pero dada la multivariedad de factores desencadenantes de un cáncer, resulta francamente exagerado catalogar esta enfermedad como de origen puramente basado en la resolución de un conflicto emocional.

En realidad, no es motivo de mi interés conocer si la enfermedad ha sido provocada o no por un deseo inconsciente de la persona por estar enferma, y tampoco pretendo poner en duda la veracidad de este posible supuesto que muchos se atreven a sostener. Me resulta mucho más interesante centrarme en observar y descubrir cómo a partir de la enfermedad, y debido principalmente a ella, la persona enferma ha conseguido mejorar e incluso solucionar determinados aspectos de su vida. No conozco prácticamente a nadie que, habiéndose enfrentado a un cáncer y una vez superado éste, no tenga algo que agradecer a la enfermedad.

En muchas ocasiones la enfermedad ha proporcionado a quien la ha padecido el empuje necesario para adquirir nuevos estilos de vida y nuevas formas de pensar más positivas y gratificantes. Cuando se recibe un diagnostico de cáncer uno tiende a pensar, aunque no haya razón para ello, que la vida está en peligro; y es en ese mismo instante, sintiéndose bajo amenaza, cuando muchas cosas que antes se consideraban importantes dejan de serlo. La persona enferma cambia su escala de valores y aprende a distinguir lo que vale la pena en su vida de lo que no.

Frecuentemente, al conocer mi tipo de trabajo muchos me preguntan si trabajar con pacientes de cáncer no me resulta duro y deprimente, y se quedan sorprendidos cuando les hago saber la enorme satisfacción que me produce mi trabajo con los enfermos.

El enfermo de cáncer –si lleva su enfermedad de forma positiva y con deseos de superación– se vuelve una persona más abierta, menos crítica, con menos prejuicios, mas respetuosa con las ideas que difieren de las suyas, más tolerante y con un marcado interés por las cuestiones espirituales. Muchas cosas mejoran después de enfrentarse a una enfermedad como el cáncer.

Obviamente entrar en contacto con personas que sólo buscan mejorar, aprender, entender el sentido de la vida y evolucionar es sumamente gratificante, y quizás ésta sea la razón de que muchos de mis pacientes sean ahora grandes amigos míos.

Es como si la enfermedad surgiera en todos ellos con la finalidad de promover o estimular cambios en la persona afectada que, aunque no se sea consciente de ello, son absolutamente necesarios para su bienestar personal.

Desde que la enfermedad es diagnosticada hasta que se inicia y termina el tratamiento, el enfermo de cáncer acostumbra a pasar con bastante regularidad por largos períodos de inactividad que le empujan, en cierto modo, a entrar más en contacto consigo mismo y le obligan a reflexionar sobre conceptos o aspectos relacionados con su manera de pensar y moverse por la vida.

Sin ni siquiera darse cuenta, el paciente de cáncer aprende a reconciliarse consigo mismo y su estilo de vida. Corrige errores del pasado y se marca metas positivas para el futuro.

Sería interminable pretender nombrar las veces que la enfermedad ha conseguido solventar situaciones y malos entendidos que estando sano nunca se hubieran resuelto: reconciliaciones, comunicaciones sanas, recuperación de la autoestima, pérdida del sentimiento de soledad, mayor adaptación social e incluso mejoras profesionales son algunos de los cambios provocados una vez que una persona ha tenido que enfrentarse a una enfermedad que le ha hecho pensar, en algún momento, en la posibilidad de perder la vida.

Gracias a la enfermedad muchas personas han adquirido un mayor conocimiento sobre sí mismas y han aprendido a valorarse más, algo que sin duda no habían hecho hasta la fecha en la que se declaró su enfermedad.

Cuando a J. K. le diagnosticaron un cáncer de colon sus ilusiones y deseos de vida se esfumaron en el aire desde el mismo momento de conocer su enfermedad y verse obligado a soportar las consecuencias de una operación y un tratamiento que le impediría, no sólo ser como antes, sino que además muy probablemente adelantaría el final de sus días. Conducido por el miedo y el arrepentimiento, J. K. reflexionaba en silencio sobre sus más profundos recuerdos.

J. K. llevaba siete años sin ver a su hija, a la que había rechazado y expulsado del hogar por un embarazo a destiempo, influido por sus arraigados prejuicios sociales, que le llevaban a preferir el destierro de su hija antes que soportar las humillaciones que pudieran suscitar el vergonzoso comportamiento que había provocado su embarazo.

Ahora la enfermedad le recordaba constantemente a su hija y a su nieto desconocido. Cada mañana, en silencio, pedía a Dios fuerzas para llamarla y pedirle perdón. Sabía que ella estaba demasiado dolida como para perdonarle, pero confiaba en que ella comprendería su crítica e intolerancia si tenía en cuenta la educación rígida y conservadora que había recibido a lo largo de su adolescencia y mantenido en su madurez.

Conscientes de la necesidad terapéutica de un contacto entre padre e hija, se decidió en sesión clínica proponer un encuentro entre ambos. Con la intervención de un psicólogo de familia y la aprobación del resto de la familia, se les convenció para que aceptaran la propuesta recomendada y la llevaran a cabo en el mismo hospital donde el padre se hallaba ingresado. La reacción fue la esperada y el encuentro no pudo ser más emotivo. Fundidos en un largo abrazo, padre e hija, sin mediar palabra, acallaron las voces del pasado e iniciaron a partir de ese momento una nueva relación basada en la comprensión, el afecto y el perdón. Hoy, una vez recuperada su salud, vive junto a su familia, consciente de lo que realmente es prioritario en su vida: el amor y la compañía de los suyos.

En este caso la enfermedad desencadenó el término de una situación que, aun no siendo deseada por ninguna de las partes comprometidas, se mantuvo durante demasiado tiempo.

A una de mis terapias de grupo organizadas para mujeres operadas de cáncer de mama se presentó una chica que con reconocidos problemas de relación personal nunca había sido capaz de establecer un compromiso estable con ninguna de las parejas con las que había salido con anterioridad a su diagnóstico de cáncer de mama –como consecuencia del cual sufrió la pérdida de uno de sus pechos–. Si antes, a pesar de los consejos dados por su familia para que participara en una psicoterapia que le ayudara a solucionar sus largos períodos de inestabilidad emocional, no había logrado mantener una relación continuada, mucho menos lo iba a conseguir ahora que ningún chico desearía aproximarse a ella cuando conociera su enfermedad y supiera de la pérdida de una parte de su cuerpo que, aunque no vital, sí la identificaba como mujer. El enfrentamiento con su enfermedad y la participación en una dinámica de grupo le abrió la puerta a un mundo desconocido para ella: su interior. Reflexionar –en terapia– sobre ella misma le sirvió de estímulo para establecer nuevas metas en su vida y recuperar su escasa autoestima. Paralelamente a la terapia de soporte, y coincidiendo con el final de su tratamiento médico, inició una relación con un chico con el que, hasta la fecha, ha mantenido una armonía propia de una pareja comprometida.

A partir de la enfermedad la paciente experimentó un cambio en sus prioridades que le permitió ventajosos beneficios para su desarrollo personal.

Obstinados en un sufrimiento emocional sostenido a voluntad ambos pacientes admitieron el hecho de que la enfermedad había constituido en sus vidas una pieza clave en el desencadenamiento de conductas apropiadas para la consecución de la felicidad.

Sin frivolizar sobre la enfermedad ni pretender quitarle la importancia que tiene ser diagnosticado de un cáncer, y en casos extremos padecer sus consecuencias, y siendo consciente de lo que, por desgracia, ha supuesto para muchas personas sufrir esta enfermedad, no podemos dejar de admitir que, en más ocasiones de las que se piensa, afrontar y superar esta situación ha permitido la apertura a un futuro más esperanzador.

Situaciones como las aquí descritas no transmiten un mensaje sólo para las persona que se enfrentan a una enfermedad, sino que también invitan a la reflexión a todas aquellas personas que aun estando sanas mantienen por orgullo, por estupidez, y muchas veces por ignorancia, posturas equivocadas, dañinas y, lo que es más incongruente, muchas veces no deseadas en el interior de sus corazones y casi siempre motivo de arrepentimiento en situaciones críticas futuras.

Psiconeuroinmunología. Una asignatura pendiente

Durante mi adolescencia me matriculé en el Conservatorio de Música para estudiar guitarra clásica. Las clases eran estupendas y mi habilidad mejoraba paulatinamente con el avance del curso. El profesor estaba contento con mi aprendizaje y me estimulaba para seguir adelante. Todo fue perfecto hasta que las pruebas de aptitud dejaron de hacerse a puerta cerrada y se permitió la entrada libre a las aulas de examen. Público y catedrático se situaban frente a mí con la intención de juzgar unos y calificar otro mis aptitudes con la guitarra. La sensación de sentir todos aquellos ojos mirándome y siguiendo los movimientos de mis dedos fue suficiente para originar en mis manos un temblor tan impresionante que me impidió armonizar una sola de las notas de las melodías seleccionadas para mi examen. El mal trago fue tan grande que aun habiendo invertido varios años en el conservatorio preferí abandonar las clases antes que volver a pasar por aquella desagradable situación.

El día a día está lleno de momentos similares al que yo pasé, que nos demuestran claramente cómo en determinadas circunstancias pueden provocarse reacciones fisiológicas incontrolables, y no siempre del todo agradables, ante hechos de un cierto contenido estresante. Desafortunadamente, y lamentando no haberlo sabido antes, nadie me explicó que este tipo de respuestas se podían controlar e incluso evitar con el aprendizaje de una buena técnica de relajación.

Los científicos utilizan el término «psiconeuroinmunología» para referirse a la rama de la medicina centrada en el estudio de la conexión entre nuestras emociones o pensamientos y la actividad del sistema nervioso e inmunitario.

Hasta hace relativamente poco parecía indiscutible la infranqueabilidad de nuestro sistema defensivo. Valorado como autónomo e independiente, se le creía incapaz de recibir cualquier tipo de influencia o control en su funcionamiento por parte del sistema nervioso central, pero numerosas investigaciones, muchas de las cuales ni siquiera tenían como meta estudiar la relación entre estos dos sistemas –el inmunitario y el nervioso– sacaron a la luz la prueba de que al igual que determinados factores psicológicos podían activar positiva o negativamente determinadas respuestas del sistema neuroendocrino, éstos eran capaces, también, de provocar simultáneamente un impacto en el sistema inmunológico de nuestro organismo y alterar sus reacciones. El descubrimiento de que las emociones negativas inducían a la disminución de las defensas y las positivas favorecían su incremento, resultó un novedoso hallazgo que no dejó de levantar importantes polémicas, dada su enorme complejidad y dificultad de estudio. Recordemos que el sistema inmunológico, de estructura sumamente compleja, tiene como misión detectar los antígenos o elementos extraños en nuestro cuerpo (virus, bacterias, células cancerosas) y causar su inactivación, destrucción o eliminación. A los cambios hormonales, producto de una estimulación de las glándulas por influencia de variables psíquicas como por ejemplo la ansiedad, se le debía sumar ahora los cambios acontecidos por las mismas variables en la actividad de nuestras defensas.

El químico austrohúngaro Hans Selye, uno de los pioneros en el estudio de la influencia del estrés en el mantenimiento o pérdida de la salud, demostró al finalizar un experimento con ratas que los estados de ansiedad recurrentes repercutían negativamente en la salud y en su recuperación.

El propio Selye, recuperado de un cáncer de pronóstico grave, comprobó que cuando se sometía a las ratas de laboratorio a situaciones de estrés crónico, los linfocitos T (células del sistema inmunológico) sufrían una depresión, con lo que la posibilidad de enfermar se incrementaba. Extrapolado a los humanos, y basado en estas investigaciones que demuestran cómo factores emocionales repercuten en la salud, es completamente ostensible, en el proceso de curación de un cáncer, la importancia de aprender la capacidad de controlar los estados de ansiedad e intentar vivir la situación libre de tensiones, casi siempre provocadas por el miedo a la enfermedad.

En un interesante estudio llevado a cabo por los doctores Janie Kiecolt Glaser (psicóloga) y Ron Glaser (inmunólogo), de la Universidad de Medicina de Ohio, se comparó la actividad del sistema inmunológico de los estudiantes durante los exámenes finales y un mes antes de que éstos tuvieran lugar. Se observó que en época de exámenes las células NK (células *killers* o asesinas), cuyo objetivo es el de defendernos de las células tumorales o infectadas por virus, sufrían una disminución desencadenada por el miedo o estrés ante el examen final.

El estrés emocional puede, además de influir en la función de las células NK, alterar la actividad de los linfocitos T cooperadores (que estimulan la producción de anticuerpos) de los linfocitos T supresores (encargados de frenar el proceso de producción de anticuerpos) e inhibir la producción de interferón (proteínas que estimulan el sistema inmunológico).

En otro no menos fascinante estudio realizado por el Dr. Schleifer se evidenció una significativa bajada en la respuesta a la estimulación linfocitaria durante los dos primeros meses posteriores a la viudedad. El hecho de enviudar era seguido de una inmunosupresión.

Dudo de la falta de consenso en el reconocimiento de este tipo de reacciones que, aun siendo estresantes sólo bajo el punto de vista del que las sufre, no dejan de tener su relevancia como factores causales de no pocas irregularidades en la función de nuestro organismo. Rubor excesivo, sudor de manos o palpitaciones aceleradas son respuestas que manifiestan en determinadas situaciones cómo una emoción (miedo, ira, desesperación) es capaz de producir alteraciones fisiológicas y perturbar nuestra estabilidad física y emocional.

En el mismo estudio de los doctores Glaser y Glaser sobre la acción del estrés en el sistema inmuntario de los estudiantes de medicina, se concluyó, además, que la práctica de la relajación durante los exámenes se correlacionaba con un aumento de los niveles de linfocitos T. La respuesta de relajación se convertía de este modo en un instrumento capaz de inhibir la influencia del estrés en las células inmunitarias y escapar de los estados de ansiedad.

En la Universidad de Pittsburgh la doctora Sandra Levi comprobó cómo en un grupo de treinta pacientes de cáncer en remisión a los que se les había entrenado en la práctica de la relajación e invitado a participar en una terapia cognitiva (suprimir las emociones negativas y despertar el optimismo con respecto a la enfermedad) se producía un aumento de la actividad de las células NK *(natural killers)* o células asesinas.

Junto con la relajación y la visualización, el uso de las técnicas de reestructuración cognitiva como terapia complementaria a los tratamientos oncológicos es de una gran utilidad si tenemos en cuenta que muchas veces nuestra respuesta al estrés y las consecuentes alteraciones fisiológicas depende, casi siempre, de la interpretación defectuosa e inadecuada de los diferentes acontecimientos que se nos presentan diariamente. El valor que le queramos dar a las contrariedades no depende tanto del problema en sí como del significado «personal» que le queramos atribuir. Los estoicos decían: «Los hombres sufren no por las cosas en sí, sino por el significado que se les atribuye».

Lógicamente, y con respecto al tema principal de este libro, el hecho de vivir la enfermedad como una amenaza de la que va a ser difícil escapar, y generadora de no pocos sufrimientos, puede resultar muy poco beneficioso si tenemos en cuenta que nuestros pensamientos como productores de ansiedad y de un variado número de otras alteraciones emocionales pueden llegar a perjudicar la función del sistema inmunitario.

Como dijo el investigador Johan Ahlquist, hoy en día el valor de la evidencia es tal que negar la posibilidad de lazos estrechos entre el estado mental y las reacciones inmunológicas debería verse como un suicidio científico.

En una entrevista realizada por el periódico *El País* en noviembre de 1995 al profesor Sielberguer de la Universidad de Florida, uno de los más prestigiosos investigadores sobre el papel de las emociones en el desarrollo del cáncer y de las enfermedades cardíacas, éste afirma que «la frustración que crea la necesidad constante de controlar y negar determinadas emociones es lo que acaba debilitando la maquinaria del cuerpo».

A la pregunta de la periodista Elena Castelló sobre de qué forma se relacionan los factores psicológicos con los mecanismos inmunológicos, el profesor responde:

> «Sabemos que hay una correlación clara entre los factores psicológicos y la forma en que uno maneja sus emociones y los procesos biológicos de la enfermedad, igual que influyen otros elementos del estilo de vida como el tabaco o la alimentación, pero no sabemos todavía cómo afecta exactamente al cuerpo. De momento hemos comprendido que esos factores están claramente relacionados con el deterioro de los mecanismos defensivos frente a los estímulos del cuerpo. Lo importante es que la explicación debe ser multidisciplinar.
>
> »En cuanto a la forma de encarar los tratamientos, una de las vías de trabajo podría ser el ayudar a los enfermos a expresar sus emociones. Las personas con cáncer tienen un tabú contra el sentimiento de enfado por su enfermedad. Es demasiado doloroso para ellas. Por eso,

con frecuencia aprenden a reprimir, negar y finalmente suprimir sus emociones.

»Sin embargo, cuanto mayor es este mecanismo de represión, mayor probabilidad hay de recaídas y de una evolución negativa más rápida. La cólera es algo natural y normal. Lo anormal es la defensa constante contra las emociones tratando de controlarlas. Las personas luchadoras tienen mayores posibilidades de supervivencia».

Como una manera de demostrar a mis pacientes la veracidad de que pueden provocar variaciones en algunas de sus respuestas fisiológicas, suelo aplicar las técnicas de *biofeedback* en casi todas mis primeras sesiones con los enfermos. El biofeedback es un instrumento que permite registrar e informar de una manera precisa y directa a una persona sobre la actividad de sus funciones fisiológicas, normalmente no conscientes, con el propósito de conseguir su control voluntario.

Una de mis pacientes manifestó su asombro cuando en una sesión de biofeedback presenció cómo había sido capaz de provocar cambios en variables fisiológicas como la conductancia de la piel, la temperatura e incluso la actividad cardíaca al tiempo que practicaba un ejercicio de relajación. En un momento de la sesión, y cuando había conseguido un nivel de relajación bastante considerable, se la invitó a que centrara su atención en su enfermedad (cáncer de colon), por la que se sentía tremendamente asustada, y expresara verbalmente sus pensamientos sobre ella. Pocos minutos después, y al mismo tiempo que ella manifestaba sus emociones, las respuestas fisiológicas medidas se alteraron significativamente, y la paciente fue testigo de cómo su miedo y sus ideas relacionadas con su enfermedad podían influir en la actividad orgánica.

Cuando insistimos en un cambio de actitud hacia la enfermedad y en la necesidad de encararla de una manera positiva, lo hacemos convencidos de que directa o indirectamente el paciente puede potenciar sus posibilidades de curación al mismo tiempo que eludir muchas de las reacciones adversas al tratamiento, como las náuseas y vómitos anticipatorios. En mi archivo cuento con un gran número de casos en los que se ha conseguido evitar la presencia de los efectos secundarios del tratamiento, a veces tan o más temidos que la propia enfermedad.

Metalnikov, célebre investigador ruso, escribió en uno de sus conocidos trabajos:

> «La inmunidad representa un problema, no sólo biológico y fisioquímico, sino también psicológico. En general, no tenemos suficientemente en cuenta el papel que juega el sistema nervioso, ni tampoco el de la acción psíquica sobre la vida del organismo. Y a pesar de ello es incuestionable que el debilitamiento de las fuerzas psíquicas y su influencia sobre la vida del cuerpo son muy grandes, incomparablemente más grandes de lo que se piensa.
>
> »Todos los órganos: el corazón, los pulmones, los intestinos, las glándulas de secreción interna, se encuentran estrechamente unidos al sistema nervioso. Ésta es la razón de que el estado psíquico del paciente, en todas las enfermedades, tenga tanta importancia. Conociendo todo esto debemos comprender que en la lucha contra las enfermedades es tan necesario actuar sobre el psiquismo como prescribir medicamentos».

Aun cuando en la práctica clínica no se suele tener demasiado en cuenta la influencia de las emociones en la salud, no deja de sorprender que una vez finalizados sus estudios universitarios y obtenida la licenciatura los médicos participen en el llamado juramento hipocrático, sobre todo si tenemos en cuenta que Hipócrates, considerado el «padre de la medicina», siempre otorgó a las emociones un papel relevante en todo proceso de recuperación de la salud.

De todas maneras la opinión general se va haciendo eco de estos adelantos que aunque aparentemente nuevos ya estaban presentes en el pensamiento de reconocidos médicos anteriores a nuestro tiempo: Theofrastus Bombast, Paracelso (1493-1541), el rebelde del Renacimiento, creía en el poder de la naturaleza y de la imaginación para curar el cuerpo y la mente. La dieta, la conducta, el medio ambiente o el trato con los médicos y enfermeras eran piezas fundamentales en la recuperación del enfermo. El mismo príncipe Carlos, heredero al trono británico, comentó con ocasión de una conferencia en la Asociación Médica Británica en 1982 que: «... en un tiempo donde la ciencia tiende a permanecer alejada de la naturaleza había llegado el momento de recordar a Paracelso». Ya en el siglo II, Galeno, nacido en Pérgamo (que entonces era una ciudad griega) y considerado como uno de los médicos que más influencia ha tenido sobre la medicina (su obra junto con la de Aristóteles perduró como principal fuente de saber médico hasta mediados del siglo XVII), observó que las mujeres melancólicas desarrollaban cáncer de mama con mayor frecuencia que las demás mujeres, opinión que se ha reforzado con el paso de los años.

El cirujano y patólogo James Paget en uno de sus escritos afirmo:

> «Son tan frecuentes los casos en los que después de experimentar estados de ansiedad, desesperanza y desilusión profundas sobreviene el desarrollo o el incremento del cáncer, que difícilmente podemos poner en duda que los estados depresivos constituyan un factor importante que se suma a las otras influencias que favorecen su desarrollo».

Un hecho que me sorprendió gratamente hace ya algunos años sucedió tras asistir al estreno de la famosa película *Philadelphia,* por la que el actor Tom Hanks obtuvo el Óscar al mejor actor. En ella asistí a un diálogo, cuyo contenido posiblemente pasará desapercibido para la mayoría de los espectadores pero que para mí se convirtió en tema de conversación durante varios días, que hacía referencia a la influencia del estrés en el funcionamiento de las defensas del organismo: La escena representa un juicio en el que una de las actrices, en su papel de abogada, hace la siguiente pregunta a Tom Hanks en su papel de demandante:

> «¿Nunca le advirtió su médico sobre la necesidad de evitar situaciones estresantes que podrían dañar su sistema inmunológico y acelerar su enfermedad?».

A la que éste responde dubitativo:

> «Sí..., mi médico me informó sobre el impacto que el estrés podría ejercer en mi sistema inmunitario».

Aun siendo en la ficción, utilizar como base de argumentación en una película, basada en un hecho real, la idea del efecto del estrés sobre el sistema inmunológico constituye una prueba más para la aceptación de la psiconeuroinmunología como una nueva ciencia.

En ningún momento se pretende aumentar la angustia de los enfermos de cáncer por intentar achacarles toda culpa en el origen y desarrollo de la enfermedad, pero es evidente que si somos capaces de influir en la formación de un cáncer también podremos, por contra, influir en su desaparición. En cierta manera casi es mejor sentirse un poco culpable e intentar solucionar las posibles causas generadoras de la enfermedad que negar esta idea y rechazar la posibilidad de añadir una nueva alternativa a la terapéutica oncológica.

La psiconeuroinmunología constituye una nueva dimensión en el mundo de la ciencia médica. Los progresos en este campo son cada vez mayores y cada vez son más los especialistas (oncólogos, inmunólogos, psiquiatras, psicólogos y biólogos, entre otros) que se sienten atraídos por esta nueva disciplina.

Paciente de cáncer y entorno

Muchos aspectos en la vida de un paciente de cáncer se van a ver afectados como consecuencia de la enfermedad y su tratamiento. Independientemente de las afecciones físicas que puede conllevar la enfermedad y la terapéutica anticancerosa, otras áreas relacionadas con la personalidad y estilo particular de vida del paciente sufrirán alteraciones que, aunque posiblemente sean pasajeras, interferirán en la calidad de vida del enfermo.

Por ser en el ámbito de las relaciones, ya sean familiares, sociales, profesionales o sexuales, donde los cambios acontecidos a raíz de la enfermedad y su tratamiento van a ser más predominantes, he creído que merecía la pena prestarles una especial atención y dedicarles un capítulo.

Relación médico-paciente

Una nueva relación se va a establecer casi de un modo continuado en la vida del paciente de cáncer a partir del momento de ser diagnosticada la enfermedad y probablemente durante un largo período de tiempo. Médicos, enfermeras, auxiliares, técnicos, celadores, entran a formar parte de un característico núcleo de personas con las que el enfermo de cáncer se verá obligado a tratar, al menos hasta que la enfermedad se considere vencida y no dé signos de recurrencia.

Si bien el comportamiento de cada uno de los miembros de este especial grupo de relación, que el enfermo tendrá que mantener a lo largo de todo el proceso de recuperación, ejercerá un papel específico en la vida del paciente e influirá en mayor o menor grado en la actitud que adopte hacia su enfermedad, será indudablemente la conducta del médico especialista responsable de cada caso lo que verdaderamente marcará la manera de vivenciar la enfermedad por el enfermo.

La experiencia ha demostrado –y supongo que no se originarán discrepancias de ninguna clase y que habrá una aceptación más o menos generalizada al respecto– que la única y válida forma de relación entre un médico y su paciente, y viceversa, es la basada en la confianza, el compromiso, el entendimiento y el mutuo acuerdo en la determinación de una meta o fin común.

Comprender la importancia de establecer una buena comunicación entre un médico y su paciente es un requisito imprescindible si lo que se busca es realmente sanar al paciente.

El médico debe entender que para un enfermo de cáncer «su médico» representa el único intermediario entre su enfermedad y él. El enfermo de cáncer, desconcertado y aturdido por su diagnóstico, no suele saber nada o casi nada acerca de la enfermedad y su tratamiento (a no ser que el propio enfermo sea médico o trabaje en el área de la oncología). Pone sus esperanzas de vida en manos de su médico. Desea que éste le saque de su situación y le permita retornar a su estado de salud anterior. El médico es considerado, en cierta manera, el responsable de la curación o evolución de la enfermedad. Él es el que toma las decisiones sobre qué tratamiento administrar, cuándo iniciarlo y cuándo finalizarlo, y el paciente sabe que de ese tratamiento seleccionado por «su médico» dependerá, en cierta manera, su posible recuperación.

No es un trabajo fácil para un médico especializado en el diagnóstico y tratamiento del cáncer tratar con personas que sintiéndose bajo amenaza y atribuyéndole toda responsabilidad en la posibilidad de la recuperación van a juzgar sus actuaciones de una forma mucho más crítica a como lo harían otras personas afectadas de enfermedades consideradas de menor gravedad.

El paciente de cáncer se vuelve susceptible, sensible a cualquier cosa que sobre su enfermedad un médico pueda expresar. Palabras, miradas, gestos, movimientos, cualquier tipo de expresión por parte del médico constituirá una pieza clave en el desencadenamiento de actitudes apropiadas o perjudiciales para el bienestar del paciente

Si un médico logra responder adecuadamente a las a menudo, continuas demandas e interminables interrogatorios, casi siempre justificados de sus pacientes; si consigue sentir su desamparo; si pretende calmar sus miedos en vez de potenciarlos con conductas evasivas y poco afectuosas y permite mantener, a pesar de las estadísticas, una puerta abierta a la esperanza, es del todo probable que como gratificación a su complicidad con los enfermos obtenga de ellos la colaboración y la confianza necesarias para una buena consecución del tratamiento.

Una de mis pacientes diagnosticada de cáncer de mama y sumida en una profunda depresión me contó entre sollozos que se hallaba en este desesperante estado desde que su oncóloga le manifestará como respuesta a sus interminables dudas, reconocidas por ella misma, sobre su posible recuperación, que el cáncer de mama no tenía cura y que se debía hacer a la idea de esta realidad. Declaración que me corroboró el marido de la enferma, presente también en el momento en el que la doctora «sentenciaba» a su paciente.

Por desgracia, y sin querer dramatizar ni tratar de desprestigiar el comportamiento general de los médicos y demás miembros del equipo asistencial que se relacionan con el enfermo, me veo en el deber de reconocer que, aunque no con demasiada frecuencia, en ocasiones los pacientes de cáncer tienen que soportar conductas abusivas y poco respetuosas por parte de los profesionales que gratuitamente ahogan las esperanzas de aquellos a los que se supone pretenden curar y lógicamente, si tenemos en cuenta lo que se ha venido repitiendo a lo largo de este libro sobre la influencia de las emociones y actitudes de un paciente en su mejoría; posturas tan negativas y absurdamente destructivas como la de «esa doctora» para con su paciente, sobre todo si tenemos en cuenta que el cáncer de mama «SÍ» se cura, únicamente pueden conducir a un acelerado deterioro del enfermo que, convencido de la sabiduría de su médico, es capaz de creer disparatadas predicciones como la descrita.

Como en la mayoría de las especialidades médicas, es de suponer que la oncología está enfocada también hacia la recuperación de la salud. Si los pacientes no deben perder nunca la esperanza, mucho menos la deben perder los profesionales responsables de sus casos. ¿Qué puede trasmitir un médico que no confía en la curación de la enfermedad para cuyo tratamiento se ha especializado? En la búsqueda de la salud, médico y paciente deben trabajar unidos con el único propósito de intentar vencer la enfermedad. Mientras el enfermo no muestre síntomas de haber alcanzado realmente la fase terminal de enfermedad no deberá ser tratado como tal y la curación, por más improbable que pudiera parecer, nunca debería ser descartada incluso a pesar de ir en contra de las estadísticas, que además no siempre son fiables ni reflejan la verdadera realidad. Como dijo Benjamin Disraeli, conde de Beaconsfield, político y escritor británico: «Existen tres tipos de mentiras: Las mentiras, las mentirijillas o mentiras piadosas y las estadísticas». Nadie tiene derecho a cortar las esperanzas de aquellos que, aunque con escasas probabilidades, deseen luchar y confiar aún en su recuperación.

El cáncer representa un reto no sólo para el paciente que lo padece, sino también para el médico que lo trata, y el verdadero profesional muestra su valía cuando ante los casos difíciles no desespera y persevera en la búsqueda de la salud.

De todos modos, es justo señalar que no sólo los médicos son los culpables de una relación inadecuada entre ellos y sus pacientes. Los enfermos de cáncer, influenciados por actitudes negativas, exageradas y fuera de lugar acerca de su situación, pueden también generar en sus médicos cantidades excesivas de estrés y empujarles a establecer, aun sin desearlo, comunicaciones viciadas con sus pacientes.

No se deben atribuir al médico responsabilidades que no pertenecen a su área de especialización. Los médicos, a menudo sobrecargados de trabajo, carecen del tiempo suficiente para dedicarles a sus pacientes la precisa atención que les haría sentirse aliviados y cuidados. Desgraciadamente, ya sea por causa de su apretado horario de trabajo o como consecuencia de su lógico desconocimiento en técnicas comportamentales y estrategias de afrontamiento, los médicos no pueden ejercer papeles para los que no están preparados. Su parte de responsabilidad en la curación de la enfermedad se limita a ofrecer tratamientos anticancerosos apropiados para ganar la batalla contra el cáncer, y su forma de comportarse con los enfermos no dependerá tanto de sus conocimientos como de las pautas de comportamiento adquiridas en su desarrollo como individuo.

Al igual que hay pacientes positivos, optimistas y colaboradores, y pacientes negativos, pesimistas y pasivos dependiendo de su personalidad, también hay médicos positivos y optimistas, y médicos negativos y pesimistas, y no me extrañaría nada que en un estudio de probabilidades la tasa de curación fuera más alta en aquellos casos en los que ambos, médico y paciente, fueran positivos y optimistas.

Si existe una causa real, no motivada por la desesperación y el miedo, para considerar a un médico poco respetuoso para con las emociones de sus pacientes, es recomendable no dudar en exigir un cambio de profesional y preocuparse de buscar y escoger aquel que se compenetre y se adapte más a las necesidades del enfermo siempre y cuando éstas no sean desorbitadas y poco acordes con la verdadera situación.

Un médico consciente de excesivas inquietudes por parte de sus pacientes deberá también proponer alternativas de soporte específicas del campo de la psicología oncológica.

Con el fin de instaurar y mantener formas de relación positivas y no distorsionadas por la influencia del estrés que supone, a menudo, tratar y enfrentarse a una enfermedad como el cáncer, en EE.UU. se promueven terapias de apoyo tanto para los pacientes como para los profesionales de la salud que trabajan en el área de la oncología.

El estrés no es sólo patrimonio de los enfermos de cáncer. Los médicos, influenciados muchas veces por las actitudes negativas que adoptan sus pacientes, motivados ante todo por la incertidumbre que representa para muchos enfrentarse a esta enfermedad, se pierden y no saben cómo comportarse con sus pacientes. El médico tiene un papel primordial en el establecimiento de una buena relación entre él y su paciente pero el enfermo deberá también colaborar en ella a través de la participación activa y la confianza puesta en los profesionales y en la opción de tratamiento escogida para combatir la enfermedad.

Tan fundamental es que un paciente muestre y trasmita una sensación de seguridad y optimismo para con su médico como que un médico lo haga para con su paciente. La cuestión es sentirse cómplices en este viaje que supone el restablecimiento de la salud.

Para que un médico sea capaz de entender las necesidades de su paciente, los enfermos deberán expresar sus dudas de una forma segura y poco dubitativa y preguntar todo lo que les preocupe acerca de la enfermedad y su tratamiento. Es muy negativo asumir que tanto uno como otro poseen la capacidad de adivinar o leer el pensamiento. Neil A. Fiore, psicólogo de la Universidad de California en Berkeley, en su libro *The Road Back to Health* (El camino de vuelta a la salud) enumera una serie de preguntas «modelo» que, según él, hacen referencia a lo que cualquier paciente de cáncer debería cuestionarse y preguntar a su médico en cuanto a su enfermedad y la terapéutica oncológica aplicada. Fiore, recuperado de un cáncer testicular, y consciente en todo momento de que su buena predisposición constituyó un elemento vital para su recuperación, selecciona como indispensables los siguientes interrogantes:

1. ¿Qué es el cáncer?
2. Si es cáncer, ¿qué clase de cáncer es?
3. Si es cáncer, ¿Está localizado? ¿presenta metástasis? (esta pregunta dependerá de un previo conocimiento sobre la cantidad de información que pueda tolerar el paciente).
4. ¿Cuál es el tratamiento recomendado?
5. ¿Hay otras alternativas?
6. ¿Cuál es el riesgo de no recibir tratamiento?
7. ¿Cuáles son los efectos, los riesgos o posibles beneficios del tratamiento?
8. ¿Por qué cirugía? ¿Por qué cirugía primero? ¿Por qué quimioterapia? ¿Por qué radioterapia? Etc.
9. ¿Podría pedir una segunda opinión? (Curiosamente en EE.UU. acostumbran a proponer a los enfermos de cáncer que pidan una segunda opinión con el fin de hacerles sentir más seguros sobre el diagnóstico y el tratamiento escogido. Es preferible no abusar en la búsqueda de distintas opiniones, es bastante probable que diferentes médicos, aun estando de acuerdo en el diagnóstico, puedan tener enfoques de tratamiento muy distintos e inclinarse por uno u otro supondrá para el paciente un dilema insoportable).
10. ¿Qué puedo hacer para contribuir al tratamiento y mejorar mi estado de salud?

La recuperación de la salud es cosa de dos: enfermo y médico, y la cooperación entre ambos es una condición necesaria y obligada.

Las actitudes derrotistas de los enfermos provocan el distanciamiento emocional de los médicos que, como una forma de protegerse de los sentimientos negativos de sus pacientes, optan por manifestarse fríos y distantes. Por el contrario, las actitudes optimistas y participativas estimulan el buen hacer del médico que, potenciado por la seguridad y confianza depositada en él por sus pacientes, se siente cómodo en su trato con ellos. Los médicos están para ayudar y sus intenciones acostumbran a ser siempre buenas, sólo en muy raras excepciones, y muchas veces a causa de las circunstancias profesionales, los médicos se olvidan de que trabajan sólo y exclusivamente para y por los enfermo. El paciente de cáncer tiene el derecho y el deber de recibir la atención adecuada a sus necesidades siempre y cuando, como se ha dicho anteriormente, éstas no sean desorbitadas y poco realistas.

Relación familia-paciente-entorno

Enfrentarse a un diagnóstico de cáncer, soportar el tratamiento y mantenerse en un estado de permanente expectación para muchos supone un incierto futuro pero que afecta no sólo al propio enfermo de cáncer sino también a la totalidad del núcleo familiar. Tan impactante es para el paciente conocer su enfermedad como lo es para los familiares y amigos más cercanos a él.

Paciente y familia, sumergidos en la incertidumbre y la duda que normalmente depara el diagnóstico de un cáncer, se acogen a la incapacidad de expresar sentimientos frecuentemente bañados en un temor a menudo inexplicable y rechazan, aunque de una manera inconsciente, la adquisición de conductas adecuadas para encarar la enfermedad y promover comportamientos favorecedores de la salud.

Pensar en la probabilidad de la pérdida asusta, y la expresión sincera de sentimientos relacionados con ese pensamiento es a veces motivo de contradicciones y grandes desesperos. El paciente, confundido por los nuevos acontecimientos que suponen enfrentarse a la enfermedad, se pierde en divagaciones mentales que le permitan entender el «cómo», el «porqué» y el «hasta cuando» de su situación.

Las necesidades del paciente, sus prioridades, su estilo de vida habitual se ve, de repente y sin previo aviso, profundamente alterado a partir del diagnóstico de la enfermedad. La familia, involucrada afectiva y emocionalmente con el paciente, sufrirá también las consecuencias de esas variaciones y se verá afectada por la proyección incesante de emociones dispares (tristeza, soledad, ira, rabia, furia, miedo) a menudo difíciles de controlar.

Aun cuando en este caso la actitud adoptada por el paciente tras el conocimiento de su enfermedad será la que marcará la pauta en los estilos de comunicación establecidos entre él y su familia, la postura seguida por los familiares como respuesta a la reacción del paciente incidirá, sin lugar a dudas, en el mantenimiento o inhibición de conductas favorables o perjudiciales para la salud.

Un paciente, acongojado por el miedo y preocupado por no potenciar el desconcierto entre aquellos que le rodean y huir de conductas compasivas, puede escoger sufrir en silencio la agonía que, muchas veces sin fundamento, simboliza su enfermedad. La familia, en respuesta a este comportamiento, y decidida a no atribuir demasiada importancia al suceso, decide asumir la misma postura y opta también por esconder sus emociones intentando fingir normalidad. Así, camuflado bajo el disimulo, se pretende crear un ambiente casi perfecto, desprovisto y libre de la tensión que supondría para muchas familias reconocer y admitir que la estabilidad del núcleo familiar se tambalea.

Similares reacciones se producen entre las amistades que, por miedo a herir al amigo enfermo, prefieren evitar cualquier alusión a la enfermedad.

Abrumados por la desazón que les fuerza a ignorar las necesidades emocionales de cada uno de los miembros de la familia, incluido el paciente, el enfermo y su familia deciden ocultar la verdad de su angustia y negar la imperiosa necesidad de un apoyo emocional que les ayude a sobrellevar lo que ellos catalogan como una dolorosa y penosa situación.

Si el enfermo determina por voluntad propia solapar sus sentimientos y aceptar el aislamiento emocional que ello supone, es del todo probable que la familia se vea prácticamente obligada a comprometerse con su retiro emocional voluntario y cerrar las puertas a un diálogo tranquilizador basado en hechos demostrables sobre las, aún difíciles de creer, numerosas posibilidades de curación.

Bruno Klopfer, en un estudio llevado a cabo con la finalidad de intentar predecir el crecimiento rápido o lento de los tumores midiendo la cantidad de represión que la persona generaba, observó que los tumores crecían más rápidamente entre aquellos pacientes que tenían una gran necesidad de aparentar que estaban bien cuando en realidad sufrían fuertes dolores emocionales.

Si por el contrario el paciente, lejos del aislamiento, se inclina por adoptar una actitud caracterizada por continuas demostraciones de pánico y sentimientos de condena, se correrá el riesgo de que la familia, aturdida por el peso del desconcierto, inicie un tipo de soporte totalmente inadecuado, desprovisto de sentido y dirigido sólo al consuelo inmediato de los incesantes lamentos del enfermo producto del convencimiento de una muerte cercana.

En el establecimiento de una estrategia familiar adecuada, encaminada a potenciar y estimular las posibilidades de curación del paciente, tan nocivo es decantarse por el aislamiento como promover un tipo de consuelo que, aun pretendiendo aparentar superficialidad como forma de encubrir el desaliento, encierra en su contenido el dolor que supone también para la familia enfrentarse a una enfermedad que, en cierta manera, amenaza la vida de un ser querido.

El rechazo a la expresión sincera de sentimientos coarta la posibilidad de comunicaciones saludables e induce al desgaste mental y emocional de los que directa o indirectamente se ven afectados por la enfermedad.

Una comunicación abierta apoyada en la sinceridad, dirigida a desdramatizar la situación y dispuesta a promover estrategias de afrontamiento constituirá la alternativa idónea para crear un ambiente positivo carente de obstáculos que pudieran frenar la recuperación del enfermo.

Es indudable que las dificultades previas de comunicación entre un paciente de cáncer y su familia hace más latentes los impedimentos a la libre expresión de pensamientos y corta el alivio que supone liberarse de los miedos que invaden la mente del enfermo y perturban su estabilidad pero, por suerte, la capacidad para comunicarse correcta y sinceramente puede ser aprendida.

El paciente, en la lucha por su recuperación, debe formar equipo tanto con su médico como con las personas con las que acostumbra a compartir su vida, y las actitudes de esperanza no deben ser exclusivas sólo de la persona enferma.

Es muy importante también para el establecimiento de una relación predispuesta a la salud intentar mantener dentro del seno familiar un cierto grado de autonomía entre los miembros de la familia. Centrarse total y absolutamente en el paciente, abandonar costumbres y renunciar a la desconexión, al menos momentánea con el enfermo, puede repercutir negativamente en la estabilidad emocional de la familia. Es importante contar con un tiempo para todo y para todos. Responder a las necesidades del paciente no significa que necesariamente se tengan que invertir las 24 horas del día para estar a su disposición, siempre y cuando, se entiende, no se trate de un caso real de terminalidad. Me resulta sorprendente observar cómo en ocasiones las actividades cotidianas de las personas que rodean al paciente de cáncer, aun en su propio perjuicio, quedan completamente abandonadas por el cuidado que de forma excesiva deciden otorgar los familiares al enfermo. Desconocen que con ello se puede provocar un aumento de las preocupaciones del paciente, que interpreta la permanente asistencia como prueba de un inminente desenlace fatal.

No se puede actuar adelantando acontecimientos que posiblemente, y gracias a un buen tratamiento, nunca ocurrirán. Desmitificar el cáncer llevará ineludiblemente al desarrollo de conductas positivas y apropiadas para la recuperación de la salud.

Sexualidad y cáncer

Todos los aspectos de la vida de un paciente se verán afectados a partir del diagnóstico de un cáncer y la consecución de su tratamiento.

A los cambios familiares, sociales y profesionales ya expuestos se le unen los problemas que a nivel de intimidad y sexualidad se producen, con bastante frecuencia, en las personas afectadas por esta enfermedad.

El miedo a la enfermedad, generador de un elevado índice de ansiedad; efectos como la fatiga, la debilidad, el dolor, y la creencia de no ser deseado a causa de la enfermedad y en muchas ocasiones a cambios en la apariencia son algunas de las razones que justifican la ausencia o disminución de la libido o deseo sexual.

Para algunas personas la sexualidad no tiene un papel relevante en sus vidas y enfrentarse a esta enfermedad poco va a repercutir en sus relaciones íntimas, sin embargo, cuando previamente al diagnóstico de la enfermedad se mantenía una sexualidad activa, el hecho de no poder mantenerla de manera habitual sí se va a convertir en fuente de una importante presión psicológica.

La comunicación adquiere de nuevo un papel protagonista en la resolución de este problema.

Muchas veces, por temor a recibir una negativa por parte de sus parejas, los pacientes de cáncer huyen de plantear sus preocupaciones y dificultades así como sus deseos en relación a la sexualidad, y se convencen de que nadie podría compartir la intimidad con una persona enferma y que sufra las consecuencias habituales de su tratamiento.

La pareja, por su parte, libre de enfermedad, reprime la proximidad por temor, también, a exigir más de lo que el paciente puede ofrecer teniendo en cuenta el desgaste energético que supone para muchos enfrentarse a la enfermedad.

Plantear el tema bajo supervisión profesional y poder discutirlo abiertamente, así como buscar soluciones alternativas, es una opción recomendada en caso de pretender recuperar la estabilidad íntima de la pareja.

Los doctores Ernest H. Rosenbaum y Malin Dollinger establecen una serie de actitudes aconsejables para el mantenimiento de una sexualidad activa y acorde con la practicada previamente al diagnóstico de la enfermedad.

1. Una persona es amada por lo que es y no por su apariencia.
2. La sexualidad forma parte de nuestra vida y hay muchas maneras de expresarla.
3. La fatiga, la depresión, el estrés y la preocupación disminuyen el interés por la sexualidad. Superada la crisis, la sexualidad se recupera de forma casi inmediata.
4. Compartir los sentimientos es imprescindible para comprender las necesidades de cada uno de los miembros de la relación.
5. Esperar lo inesperado evita la sorpresa o la decepción cuando las sensaciones, a nivel de intimidad, no son vividas de forma habitual.
6. Evitar la prisa y darse tiempo.
7. No permitir que el diagnóstico marque la sexualidad del paciente.
8. Adaptar la sexualidad a los momentos de mayor nivel de energía.
9. Pedir consejo en caso de problemas.
10. Tener paciencia.

La comunicación, la cooperación, el respeto y el deseo constituyen la receta idónea para el restablecimiento de una sexualidad perdida y deseada.

Enfrentarse al tratamiento

Enfrentarse a un diagnóstico de cáncer significa para muchos enfermos tener que enfrentarse también a un tratamiento que en algunas ocasiones puede llegar a ser mas debilitante y más difícil de soportar que la propia enfermedad, tanto física como psicológicamente, debido principalmente a los desagradables efectos secundarios que la medicación acostumbra a provocar en el organismo una vez administrada e ingerida por el enfermo: náuseas, vómitos, dolor, fatiga, alopecia.

En muchos casos no cabe duda de que su mala fama está justificada, pero a pesar de ello el paciente de cáncer que recibe tratamiento oncológico debe saber que existen varias alternativas para poder controlar e incluso evitar los efectos secundarios negativos que suele provocar.

Antes de pasar a explicar de qué manera un enfermo de cáncer sometido a tratamiento oncológico puede reducir e incluso inhibir la aparición de reacciones adversas me gustaría hacer una breve referencia a los diferentes tipos de tratamiento que suelen aplicarse por la medicina convencional como terapéutica al cáncer.

Tipos de tratamiento

Los métodos más habituales para el tratamiento del cáncer suelen ser la cirugía, la quimioterapia, la radioterapia, la hormonoterapia y la inmunoterapia. Estas dos últimas alternativas suelen ser menos aplicadas, por el contrario la cirugía, la quimioterapia y la radioterapia podrían constituir el tratamiento «estándar» a la problemática del cáncer.

La cirugía

Es uno de los procedimientos más frecuentemente utilizados en el tratamiento del cáncer para una gran variedad de tumores e incluso para alguno de ellos puede ser el definitivo al conseguir con su sola aplicación curar el cáncer.

Generalmente, sin embargo, suele combinarse con otro tipo de tratamiento con el fin de eliminar las posibles células que no han podido ser detectadas o eliminadas por la cirugía.

Hay varios tipos de cirugía aplicada al cáncer y la elección de una de ellas dependerá de lo que el médico cirujano quiera conseguir a través de ella.

Los diferentes tipos de cirugía son los siguientes:

1. Cirugía preventiva

Este tipo de cirugía se practica con la intención de prevenir o disminuir el riesgo de desarrollar cáncer. A este tipo de cirugía también se le conoce con el nombre de cirugía profiláctica.

En algunas ocasiones determinadas lesiones orgánicas como una colitis ulcerosa, pólipos como el de colon o masteopatías fibroquísticas deben ser extirpadas con el fin de prevenir la aparición del cáncer.

2. *Cirugía diagnóstica*

La cirugía diagnóstica se lleva a cabo con el objetivo de determinar la existencia o no de un cáncer a través de la extirpación de una porción del tejido sospechoso de malignidad. En función de la cantidad de tejido necesario para diagnosticar, la operación podría variar desde una aspiración citológica a una biopsia u otras técnicas más específicas para conocer la extensión de la enfermedad.

3. *Cirugía primaria*

Este tipo de cirugía se emplea para extirpar el tumor primario y conseguir la curación siempre y cuando se halle bien localizado en un órgano o área del cuerpo cuya pérdida no sea vital para la vida de la persona enferma.

En muchas ocasiones los ganglios linfáticos próximos al órgano extirpado también deben ser extirpados al existir una gran probabilidad de que las células malignas se hayan extendido hasta ellos. Extirpar el órgano afectado y los posibles ganglios linfáticos enfermos aumenta las probabilidades de curación.

4. *Cirugía metastásica*

Cirugía empleada para extirpar las posibles metástasis formadas a partir del tumor primario.

5. *Cirugía residual*

La cirugía residual se aplica en los casos en que han quedado residuos de tumor en el organismo una vez finalizado el tratamiento quimio o radioterapéutico.

En ocasiones el proceso es el contrario y el cirujano opera con la finalidad de reducir el tumor y facilitar la acción de la quimioterapia (cirugía reductiva).

6. Cirugía para reducir síntomas

Algunos tumores pueden ocasionar serios problemas al obstaculizar o interferir en el correcto funcionamiento del organismo (presión en un nervio, bloqueo del tracto biliar, etc.) y es necesario emplear la cirugía para paliarlos.

7. Cirugía reconstructiva o rehabilitadora

Este tipo de cirugía se emplea con el fin de corregir las deformaciones o problemas funcionales derivados de la extirpación del tumor.

8. Cirugía como ayuda a la quimioterapia o radioterapia

A veces la cirugía es necesaria para permitir la administración de drogas intravenosas (quimioterapia arterial regional) o para facilitar la aplicación de la radioterapia.

9. Cirugía hormonal

Aunque utilizada en raras ocasiones, este tipo de cirugía se emplea en los tumores hormono dependientes (se extirpa la fuente productora de hormonas que interesa suprimir).

El enfermo de cáncer que deba someterse a un tratamiento quirúrgico como terapéutica oncológica tiene el derecho de conocer cuáles son los motivos que han llevado a su médico a inclinarse por la cirugía y de discutir con él los detalles de la intervención así como lo que puede esperar de ella. De esta manera el paciente puede llegar a comprender el objetivo de la operación, prepararse para ella y tolerar mejor la intervención. Cuanto mayor sea la cirugía mayor será la necesidad de preparación para dejar al paciente libre de tensión.

La radioterapia

Consiste en la utilización de altos niveles de energía (radiaciones ionizantes) con el fin de curar el cáncer o paliar los síntomas de la enfermedad. Las radiaciones suelen actuar de dos maneras: bien produciendo la muerte de las células cancerosas (acción cancerolítica) bien impidiendo la división celular (acción cancerostática). El éxito del tratamiento radioterapéutico depende de la correcta elección de la cantidad de radiaciones y de que éstas se administren de la forma más efectiva.

La radioterapia se puede administrar externa o internamente. En la radioterapia externa las radiaciones proceden de una máquina situada fuera del organismo y en la radioterapia interna el medio emisor de las radiaciones se halla en el propio cuerpo(radioterapia intersticial o radioterapia intracavitatoria). La radioterapia puede utilizarse sola o en combinación con la cirugía (antes, durante o después) y con la quimioterapia. La administración de la radioterapia debe ser supervisada por especialistas en radiología terapéutica. Los puntos más importantes a tener en cuenta a la hora de aplicar la radioterapia son:

a) El objetivo (curativo o paliativo).
b) La localización del tumor y el área a radiar (en caso de que se administre radioterapia externa).
c) La dosis (elegida en función del tamaño del tumor, de su estadio y del nivel de tolerancia del órgano a radiar).
d) El número de sesiones de tratamiento.

La radioterapia suele producir efectos secundarios generalizados (fatiga, malestar, y en algunas ocasiones, dependiendo de la zona radiada, náuseas y vómitos) o localizados (eritema, descamación, pigmentación, sequedad de boca). Es básico recordar que la manera en que estos efectos secundarios se presenten dependerá del área tratada y de la cantidad y tipo de radiaciones. El médico responsable del tratamiento deberá informar a su paciente de los posibles efectos que la radioterapia puede provocar en su organismo y analizar juntos diferentes alternativas para poder controlarlos y, en la medida de lo posible, evitarlos.

La quimioterapia

Emplea como terapéutica contra el cáncer drogas o fármacos anticancerosos.

Gracias a un mayor conocimiento sobre la naturaleza del cáncer y sobre la actuación de los fármacos, la quimioterapia puede considerarse hoy por hoy el tratamiento estándar contra el cáncer.

La quimioterapia difiere de la cirugía y de la radioterapia en que a diferencia de éstos, que son tratamientos que podríamos llamar locales, los fármacos pueden circular por todo el cuerpo y destruir las posibles células cancerosas que podrían estar en su interior y que serían ilocalizables por otro tipo de tratamiento.

La quimioterapia puede ser empleada con diferentes fines:

a) Para curar.
b) Para evitar el crecimiento del tumor aun cuando la cura no sea posible.
c) Para aliviar síntomas.
d) Para reducir tumores previamente a la aplicación de la cirugía o la radioterapia y
e) Para destruir pequeñas metástasis que puedan permanecer en el cuerpo después de que el tumor haya sido extir-

pado por medio de la cirugía o haya sido tratado con radioterapia (quimioterapia adjuvante).

Los fármacos anticancerosos actúan destruyendo las células cancerosas (efecto citotóxico) o impidiendo su división (efecto citostático).

En la quimioterapia se utilizan diferentes tipos de drogas y éstas suelen clasificarse en función de su mecanismo de acción:

a) Antimetabolitos: Atacan a las células cancerosas durante el proceso de división. Los antimetabolitos son sustancias similares a los nutrientes de la célula. La célula cancerosa consume la droga creyendo que es alimento y le provoca la muerte.
b) Agentes alquilantes: Atacan las células del tumor tanto si éstas están en reposo como en proceso de división. Estas drogas se ligan al ADN de las células con el fin de prevenir la reproducción.
c) Antibióticos antitumorales: Estas sustancias se insertan dentro de los filamentos del ADN rompiendo los cromosomas o inhibiendo la síntesis de ARN.
d) Alcaloides de las plantas: Previenen la formación de los husos de cromosomas necesarios para la duplicación de la célula.
e) Hormonas: Aunque sin comprender todavía muy bien el mecanismo, se sabe que determinadas hormonas como la progesterona o los estrógenos son capaces de inhibir el crecimiento de ciertos cánceres.

En la quimioterapia suelen aplicarse una combinación de fármacos con el fin de aumentar las posibilidades de inhibición o destrucción de las células cancerosas.

Si en un principio con la llegada del diagnóstico el paciente de cáncer debía aceptar y afrontar la idea de la enfermedad, lo mismo exactamente deberá hacer con el tratamiento empleado para combatirlo, aunque más que con el tratamiento deberíamos decir con los efectos secundarios relacionados con él. Es indiscutible que con la ausencia de efectos secundarios someterse a un tratamiento oncológico no provocaría ningún tipo de temor en el paciente que lo va a recibir.

Temer al cáncer no sólo implica miedo a la enfermedad, en muchos casos implica también temor al propio tratamiento, considerado generalmente más devastador que la propia enfermedad.

No son pocos los pacientes de cáncer que tras las primeras sesiones de quimioterapia desearían no tener que recibir más dosis y poder abandonarla a pesar del riesgo que su decisión podría acarrear; incluso algunos enfermos han llegado a rechazar el tratamiento sin ni siquiera haberlo iniciado, influenciados por ideas preconcebidas acerca del tratamiento y sus efectos.

También en algunas ocasiones han sido los propios médicos los que han decidido suspender un tratamiento como consecuencia de reacciones exageradas que podían perjudicar el bienestar psíquico y físico del paciente.

De todas maneras, se debe tener en cuenta que los fármacos usados en la quimioterapia son múltiples y variados. Algunos de ellos producen muy pocos efectos secundarios y otros producen más. Es importante intentar borrar de la mente los miedos al tratamiento. El miedo provoca ansiedad y la ansiedad puede hacer que las reacciones al tratamiento sean peores.

Los efectos secundarios se producen porque la quimioterapia utilizada para atacar las células cancerosas afecta tanto a las células cancerosas como a las células o tejidos sanos, y esto es del todo inevitable.

Hace ya varios meses vino a verme un paciente diagnosticado de carcinoma de pulmón para explicarme su decisión de no seguir el tratamiento recomendado por su médico para tratar su enfermedad. Para él el diagnóstico de su enfermedad significaba que pronto iba a morir y no estaba dispuesto a aumentar su dolor siguiendo un tratamiento que sólo le aportaría un mayor sufrimiento. Dado su estado se sentía con todo el derecho a escoger la forma mas digna de morir.

Como otras veces la ignorancia se había apoderado del pensamiento de mi paciente y se hacía necesario lo que de una forma repetitiva se ha intentado trasmitir a lo largo de este libro: Ni el cáncer significa muerte, ni el tratamiento significa dolor y gracias a él y siempre apoyado por una buena actitud muchos cánceres han conseguido ser aplacados.

Aunque no fue fácil convencerlo de esta idea, este paciente ha aceptado someterse al tratamiento oncológico, en su caso quimioterapia, y hasta la fecha lo único que ha «sufrido» como efectos secundarios es una progresiva pérdida de pelo, un ligero cansancio y una también ligera sensación de náuseas. Tampoco piensa ya en una muerte próxima y ha conseguido despertar en sí mismo la esperanza de vida y las ganas de luchar.

Si se debe desmitificar la palabra cáncer, lo mismo se debe hacer con su tratamiento, rechazarlo en muchos casos puede significar perder una oportunidad de curación y si es verdad que provoca serios efectos secundarios, también lo es que hay una gran variedad de métodos para controlarlos e incluso evitarlos.

La aplicación de técnicas psicológicas, así como el seguimiento de determinadas pautas de conducta o cambio de hábitos (dieta, ejercicio, sueño) han conseguido reducir y en muchos casos evitar los efectos secundarios asociados al tratamiento.

He tenido mis dudas sobre la conveniencia de escribir o no acerca de los posibles efectos secundarios derivados del tratamiento contra el cáncer. Temía que el hecho de conocerlos sirviera para crear expectativas sobre su aparición y se convirtiera en un estímulo para provocarlos. Pero al final he comprendido que casi es mas importante conocer los posibles efectos del tratamiento que ignorarlos. A menudo he podido observar cómo pacientes que más o menos llevaban bien su enfermedad se venían abajo al descubrir algún tipo de síntoma que, a pesar de ser claramente debido al tratamiento, ellos achacaban a una señal del avance de su enfermedad: unas décimas de fiebre, perdida de peso, sangrado de encías, sentir malestar, cansancio y otros síntomas son interpretados como prueba de una progresión del cáncer.

Si cualquier efecto que se produzca a consecuencia del tratamiento y su conexión con él es desconocida para el paciente, éste probablemente pensará que la enfermedad se agrava, por tanto creo que es mucho mejor que el enfermo de cáncer en tratamiento oncológico conozca de antemano lo que tal vez podría esperar como posibles efectos secundarios y logre liberarse de las posibles dudas sobre su curación.

Una buena actitud, predisposición para luchar y ganas de recuperar la salud pueden repercutir positivamente en la asimilación y efectividad del tratamiento y en la reducción de efectos secundarios. Muchos pacientes aterrorizados por la idea de recibir quimioterapia han quedado gratamente sorprendidos cuando observaban que ésta no les estaba provocando ningún tipo de reacción negativa excepto algún ligero cansancio.

La hormonoterapia

Se caracteriza por la administración de hormonas en el tratamiento del cáncer. También puede ser necesario extirpar de determinadas glándulas productoras de hormonas, como ya se ha dicho en referencia a la cirugía hormonal. A diferencia de los fármacos utilizados por la quimioterapia, la hormonoterapia es citotóxica para las células (no las mata directamente). En ocasiones la hormonoterapia se utiliza para contrarrestar algunos de los efectos secundarios de la quimioterapia, como por ejemplo la pérdida de apetito.

La inmunoterapia

Pretende potenciar la actividad del sistema inmunológico para aumentar las posibilidades de aniquilación de las células cancerosas. Agentes biológicos (citokinas) como el interferon-alfa, con marcados efectos antitumorales o la interleukina-2, que aumenta la actividad de los linfocitos, aunque se encuentran todavía en fase de investigación, son cada vez más utilizados en el tratamiento del cáncer.

Las citokinas pueden producir cansancio, fiebre y cambios en la presión sanguínea entre otros.

El trasplante de médula, terapia de lamer o la hipertemia (calor) son otros de los tratamientos aplicados como terapéutica del cáncer.

Con el fin de no alargarme demasiado en la explicación sobre los diferentes tipos de tratamiento y como consecuencia de carecer de los conocimientos suficientes para profundizar más en ellos (no soy ni pretendo ser médico) pasaré ahora a exponer cuáles son los posibles efectos secundarios más frecuentes que se producen a causa de la terapéutica oncológica y proponer estrategias de afrontamiento.

Efectos secundarios frecuentes

Fatiga

La mayoría de los pacientes de cáncer se encuentran cansados o fatigados durante y después de la radioterapia o quimioterapia. Aunque no se sabe cuál es el motivo exacto de esta sensación de fatiga, parece ser que existe una variedad de factores que pueden contribuir a generar este cansancio que, en algunas ocasiones, puede llegar a convertirse en un verdadero obstáculo para la persona enferma, al impedirle desarrollar sus actividades habituales.

Cambios en el metabolismo, neurotoxicidad, anemia, alimentación insuficiente, náuseas y vómitos, falta de sueño, pérdida del tono y la fuerza muscular debida a la inactividad son algunas de las principales causas de la fatiga y el paciente deberá, con la ayuda de su médico, descubrir las principales razones que le hacen sentir fatigado y aprender a controlarlas.

Comentarios como el descrito a continuación son muy frecuentes en las personas sometidas a tratamiento oncológico:

O.V. 32 años. Cáncer de ovarios

> «Por las mañanas me cuesta mucho levantarme y durante el día sólo pienso en echarme de nuevo en la cama. Me quedaría todo el día durmiendo. Apenas tengo fuerza para nada. Me siento débil y tremendamente inútil. Antes de ser descubierta mi enfermedad trabajaba en el mundo de la moda y me encantaba estar activa a todas horas. También me gustaba mucho ir a bailar con mis amigos. Y ahora, sin embargo, todo esto me es imposible, me canso enseguida y ya no digamos cuando intento dar un paseo por la calle para, al menos, hacer algún tipo de ejercicio, soy incapaz de andar sin tener que pararme y descansar cada x metros. Las piernas me flaquean y mis intentos de contrarrestar la falta de ejercicio se vuelven inútiles. Yo nunca había sido así y me gustaría saber qué podría hacer para recuperar las fuerzas y sentirme de nuevo una mujer útil.»

Con el fin de contrarrestar la fatiga son varias las cosas que un paciente bajo tratamiento quimioterapéutico o radioterapéutico puede hacer para reducir o aliviar la sensación de cansancio.

1. Controlar la dieta y asegurarse de que ésta es adecuada, evitando las deficiencias nutricionales.
2. Beber suficiente líquido para facilitar la eliminación de sustancias tóxicas derivadas de la quimioterapia.
3. Distribuir las actividades con el fin de que éstas no se acumulen. Controle las horas del día en que se sienta más cansado e intente en esos momentos donde la situación de fatiga sea mayor realizar las menos actividades posibles.
4. Seleccionar las actividades y ejecutar las que se consideren realmente prioritarias e imprescindibles. Siempre es aconsejable mantener un cierto grado de actividad incluso durante los períodos de tratamiento, pero debe procurarse no hacer más cosas de las necesarias y no sobrecargarse con tareas de las que uno podría prescindir y delegar en otros.
5. Descansar y dormir lo suficiente. Procurar no interrumpir las horas de sueño durante la noche. Consulte con su médico en caso de dificultades para conciliar el sueño o mantenerlo.
6. Hacer ejercicio para conseguir, a pesar de la enfermedad y su tratamiento, mantenerse en forma. Una cantidad moderada y adecuada de ejercicio permite mantener el tono muscular.
7. Evitar los estados emocionales negativos como la depresión o la ansiedad. Buscar ayuda y consultar con un profesional podría ser muy útil para superar este tipo de sentimientos perjudiciales tanto para la salud mental como la física.

Náuseas y vómitos

Las náuseas y los vómitos, junto con la pérdida de cabello en las mujeres, pueden considerarse los efectos más temidos por las personas bajo tratamiento oncológico.

Aunque en algunas ocasiones, dependiendo principalmente de la zona radiada, la radioterapia puede provocar náuseas y vómitos, estos efectos suelen ser más habituales en la quimioterapia.

Cualquier tratamiento quimioterapéutico puede potencialmente provocar náuseas y vómitos y en el caso de que la quimioterapia incluya la administración de una combinación de fármacos las posibilidades aumentan.

Las náuseas y vómitos, además de darse justo después de recibir la quimioterapia o durante su toma, también pueden presentarse, por condicionamiento, antes de recibirlo (náuseas y vómitos anticipatorios). La sola idea del tratamiento, un olor, un color o cualquier otra cosa que recuerde de alguna manera el tratamiento es capaz de desencadenar esta respuesta.

En un estudio llevado a cabo en Seattle con niños diagnosticados de cáncer y en tratamiento quimioterapéutico se comprobó que cuando la quimioterapia se administraba acompañada de un helado de un sabor determinado los niños rechazaban ese helado cuando se le invitaba a tomarlo en otras circunstancias fuera del tratamiento.

En EE.UU. y entre los doctores se cuenta un chiste que hace referencia a este hecho y cuenta cómo un oncólogo se cruza con un expaciente suyo por la calle después de haber pasado tres años desde su último tratamiento y éste vomita nada mas verle.

No sólo los fármacos ni las respuestas condicionadas son los culpables de estos efectos anticipatorios o permanentes en el recuerdo. Los niveles de ansiedad del paciente, la manera de enfrentarse al tratamiento y los estados de ánimo que le acompañan tienen también su influencia en la aparición de estas respuestas al tratamiento.

Un paciente de 35 años tratado con quimioterapia a causa de un cáncer de estómago describe su reacción al tratamiento de la siguiente manera:

> «Al principio durante las dos o tres primeras sesiones vomitaba a las cuatro o cinco horas de haber recibido tra-

tamiento, pero luego las náuseas y los vómitos se presentaban más a menudo, no me abandonaban ni durante la semana anterior al tratamiento, ni durante el tratamiento, ni en la semana siguiente al tratamiento. La situación era para mí prácticamente insostenible y lo que más me angustiaba era que incluso con el estómago vacío las ganas de vomitar no desaparecían. No podía impedir las arcadas permanentes. Creo que no se puede entender bien lo que se siente en esos momentos si uno no está pasando por ello. Cuando se sienten náuseas y después se vomita y se expulsan restos de alimento uno siente cierto alivio, pero cuando no hay nada para vomitar y sientes la necesidad de hacerlo, uno se llega a sentir muy mal, es horrible.

En mi caso, y sabiendo ya de antemano que la semana anterior al tratamiento me iba a sentir mal, ya empezaba a preocuparme incluso la semana anterior y si luego tenía en cuenta lo mal que estaba la semana posterior sólo me quedaba una semana al mes para lo que se supone era encontrarme libre de efectos».

Para controlar y llegar a eliminar estos efectos, el paciente de cáncer que está recibiendo tratamiento con quimioterapia y los está sufriendo puede hacer:

1. Ingerir antes de recibir el tratamiento algún tipo de fármaco antiemético (antivómito) que lógicamente deberá ser prescrito por su médico.
2. La utilización de determinadas técnicas conductuales, como la relajación, la meditación o la visualización han demostrado ser de una gran efectividad en el control de estos síntomas (como ya explicaré en capítulos posteriores).
3. La acupuntura ha demostrado también en algunas ocasiones ser de cierta utilidad.
4. Evitar la deshidratación. Beber líquido antes e inmediatamente después del tratamiento. Las bebidas gaseosas pueden ayudar a refrenar las náuseas.

5. Comer despacio para evitar la formación de gases y la acidez.
6. Evitar alimentos picantes, fuertes o demasiado grasos que puedan alterar al estómago.
7. Elegir la mejor hora para recibir el tratamiento. A veces algunas horas son peores que otras en la producción de estos síntomas.
8. Evitar los olores fuertes de comida.
9. Mantener la mente ocupada y distraerse puede reducir estos síntomas.
10. Controlar la cantidad de alimento ingerido y seleccionar.

Pérdida de cabello (alopecia)

La pérdida de cabello parcial o total es, en la mayoría de los casos, el efecto secundario más impactante en los enfermos de cáncer en tratamiento, sobre todo si se trata de mujeres. Además del efecto del tratamiento, una dieta pobre y el estrés prolongado pueden influir también en la caída del cabello. La quimioterapia circula por todo el organismo sin hacer distinciones entre células normales o células malas, teniendo un especial efecto destructivo sobre las células de rápido crecimiento como las del cuero cabelludo. Aunque por suerte el cabello casi siempre se recupera, pueden pasar de tres a seis meses hasta que el pelo vuelva a salir.

Una técnica utilizada para prevenir o reducir la caída del cabello puede ser la colocación de sombreros o bolsas de hielo en la cabeza, pero al no ser muy recomendable su aplicación es preferible estar bien preparado para enfrentarse a la posible pérdida de cabello: Lo mejor es cortarse el pelo antes de esperar a que se caiga, evitar el uso de sprays de pelo (lacas o fijadores), prescindir de permanentados o colorantes y encargar una peluca a tiempo con el fin de sustituir la pérdida de pelo y evitar el malestar que normalmente produce, sobre todo ante la presencia de público.

Anorexia (pérdida del apetito)

La pérdida del apetito, también llamada anorexia, es otro de los efectos más comunes de la quimioterapia, aunque también puede ser causada por la radioterapia, así como por otros factores de componente emocional como la ansiedad, la depresión y el miedo.

Algunos efectos secundarios como la diarrea, las llagas o úlceras en la boca y lengua, o mala absorción de los alimentos pueden contribuir también a la pérdida de apetito.

Puede ser necesario consultar este problema con un especialista en nutrición o con el propio médico para recuperar las ganas de comer y evitar la pérdida de apetito. No es recomendable que el paciente pierda peso en exceso. Ciertos medicamentos pueden estimular el apetito, consulte a su médico sobre ellos.

Reducir la falta de apetito puede conseguirse siguiendo varias pautas:

1. Intentar relajarse antes de las comidas.
2. Añadir proteínas a la dieta.
3. Planear las comidas con tiempo. Es más importante la calidad de las comidas que la cantidad.
4. Intentar hacer de las comidas una experiencia agradable.
5. Comer a menudo pequeñas cantidades de comida puede ser mejor que intentar comer copiosamente pocas veces.
6. Intentar ingerir las comidas más importantes en los momentos en que su apetito es mayor.
7. Hacer ejercicio durante cinco o diez minutos antes de las comidas puede estimular también las ganas de comer.

Efectos en la boca, labios y garganta

La mucosa gastrointestinal es extremadamente sensible y la quimioterapia puede llegar a causar diversas alteraciones en esta área, como sequedad de boca y garganta, pequeñas ulceraciones o llagas en labios (estomatitis), tubo digestivo (esofagitis) y garganta e infecciones bacterianas y sangrados, en caso de una disminución en la cantidad de células blancas o plaquetas.

Mantener y cuidar la higiene oral, mantener la boca húmeda (algunos preparados de farmacia pueden ayudar) y cuidar la alimentación es muy importante para poder contrarrestrar estos efectos.

Consulte con su médico y dentista en caso de cualquier síntoma de infección, ulceración o excesiva sequedad.

Cambios en el gusto y olfato

El sentido del gusto y el olfato pueden verse alterados a causa del tratamiento quimioterapéutico. El paciente puede paliar estos efectos con las siguientes alternativas:

1. Cepillarse los dientes varias veces al día y si puede ser usar soda o bicarbonato para ello.
2. Añadir condimentos dulces (fruta, miel) a las bebidas con sabor agrio.
3. Sustituir la carne por pollo, huevos, pescado o queso.
4. Aliñar los alimentos.
5. Evitar los picantes.

Constipación (estreñimiento) o diarrea

Aunque son reacciones contrarias ambas pueden aparecer a causa de movimientos infrecuentes de los intestinos provocados por el tratamiento. Para prevenir el estreñimiento el paciente puede:

1. Ingerir alimentos ricos en fibra.
2. Ingerir abundante líquido.
3. Añadir salvado a la dieta.

4. Evitar los alimentos refinados.
5. Ingerir ciruelas. Las ciruelas tienen un cierto poder laxante natural además de ser ricas en fibra.
6. Combinar el desayuno con algún tipo de bebida caliente.
7. Descansar lo suficiente. Practicar la relajación y la visualización.
8. Practicar algún tipo de ejercicio con el fin de estimular los reflejos intestinales.

En cuanto a la diarrea, el paciente puede, además de ingerir medicamentos que deberán ser siempre prescritos por su médico, evitar algunos alimentos que pueden llegar a agravarla.

1. Evitar los alimentos grasos y picantes.
2. Evitar bebidas que contengan cafeína.
3. Evitar bebidas ácidas.
4. Evitar alimentos ricos en fibra.
5. Evitar las bebidas demasiado frías o demasiado calientes.

La diarrea acostumbra a provocar la deshidratación y la pérdida de potasio. Ingerir suficiente líquido y alimentos ricos en potasio (bananas, tomate, albaricoque, patatas, brócoli, espárragos o leche, esta última siempre y cuando no se hubiera desencadenado una intolerancia.)

Aunque pueden producirse otro tipo de efectos secundarios que deberán ser discutidos con el médico, los que aquí se han nombrado son los más habituales entre los enfermos de cáncer en tratamiento. Alteraciones en determinadas áreas del comportamiento como la sexualidad, el humor, las relaciones también son frecuentes en pacientes sometidos a tratamientos oncológicos.

Pido disculpas por la intromisión en un tema (efectos de la medicación) que sin lugar a dudas poco tiene que ver con mi especialidad a no ser por lo que se refiere al aprendizaje de estrategias de afrontamiento y técnicas para el control de efectos secundarios del tratamiento. El enfermo de cáncer debe recordar que cualquier duda sobre el tratamiento y sus efectos deberá ser consultada con su médico que es quien verdaderamente entiende y sabe sobre las causas, las consecuencias y modo de controlarlos.

Las alteraciones emocionales que, inducidas por la enfermedad y su tratamiento, puedan afectar al paciente de cáncer deberán ser, por descontado, motivo de terapéutica.

Tratamiento de tipo psicológico

El tratamiento del cáncer no implica sólo la aplicación de técnicas biomédicas como las expuestas anteriormente para conseguir la curación. Así como la causa del cáncer es multifactorial así debe ser su tratamiento multidisciplinar, ofreciendo alternativas de solución a todas aquellas áreas que en relación al enfermo y su enfermedad puedan verse afectadas por su situación ya sea a nivel físico, psicológico, social, nutricional o incluso espiritual.

La necesidad de aplicar técnicas pertenecientes al campo de la psicología como medida terapéutica complementaria a la medicina, aunque muy lentamente, va siendo asimilada por la población en general. Al igual que en medicina, la psicología incluye un variado número de especializaciones y formas de aplicación y aun cuando en muchos casos esto no se cumple, es obligación del profesional, si pretende obtener buenos resultados con su terapia, distinguir el tipo de metodología más idóneo para tratar cada problema en concreto dentro de un marco conceptual adecuado.

En el momento en que una persona es consciente de algún tipo de dolencia a nivel físico enseguida se recurre a la búsqueda inmediata de algún tipo de remedio, casi siempre farmacológico, que le permita aliviar el dolor, pero cuando la dolencia proviene del ámbito de las emociones casi siempre se prefiere esconderla, negarla o mantenerla sin solución, a pesar de que a la larga esta opción pueda resultar tremendamente perjudicial al permitir el acceso a la posibilidad de generar, al final, una verdadera patología mental. Lo mismo ocurre con el cáncer o con cualquier otro tipo de enfermedad una vez se ha detectado: si no se frena a tiempo y se intenta solucionar acaba apoderándose paulatinamente del organismo hasta que ya, cuando es demasiado tarde, el daño se hace irreversible.

El propio enfermo de cáncer es el que debe reconocer y asumir la presencia de síntomas psíquicos como la ansiedad, el miedo o la depresión que puedan estar perturbando, de alguna manera, su bienestar tanto físico como mental. El miedo a la enfermedad genera ansiedad; la ansiedad unida al miedo y a las casi constantes dudas que suelen invadir al paciente sobre sus posibilidades de curación inducen a la depresión y al aislamiento, y todo junto forma un cóctel capaz de influir negativamente en el correcto funcionamiento del cuerpo y en la actividad de nuestro sistema inmunológico.

No es nada extraño encontrarme con personas, que teniendo algún familiar o amigo cercano diagnosticado de cáncer se incomoden, se asusten o se resistan ante la propuesta de aconsejarles algún tipo de asistencia psicológica que les permitiera afrontar positivamente su enfermedad. Les atemoriza el hecho de que el enfermo se sienta incomprendido y hasta ofendido al pretender añadirle a su ya manifestada patología física otra de origen mental.

La fuente de estas frecuentes negativas a aconsejar o reconocer la necesidad de recibir un soporte psicológico que favorezca la curación se encuentra en el desconocimiento de los objetivos de la psicología oncológica. Es obvio que cuando se observa y se analiza cuál es la realidad del cáncer o de otras muchas enfermedades de tipo crónico que como el cáncer son de origen multifactorial (prácticamente todas) la utilización de técnicas psicológicas específicas se hace no sólo incuestionable sino imprescindible.

Hasta que la manera de entender la enfermedad no cambie, hasta que su diagnóstico no deje de asociarse a muerte, hasta que no se varíen determinadas pautas de conducta en nuestra sociedad y hasta que no se incorporen al repertorio conductual de los individuos determinadas respuestas encaminadas a controlar la ansiedad, la psicología oncológica constituirá un elemento clave en todo proceso de curación.

Desde la infancia se nos ha intentado enseñar cómo poder enfrentarnos a la vida y superar los diferentes retos que se nos presentan en nuestro paso por ella, pero muchas veces se han olvidado de enseñarnos cómo enfrentarnos a ella cuando el reto atañe a la propia vida.

Muchos médicos no son capaces de entender que las actitudes y emociones que mantiene un enfermo de cáncer con respecto a su enfermedad y tratamiento pueden aumentar o disminuir, según éstas sean positivas o negativas, las posibilidades de una recuperación y sólo requieren asistencia psicológica cuando el paciente da pruebas de presentar algún tipo de patología psíquica que posiblemente ya estuviera instaurada en su personalidad mucho antes que el diagnóstico de su enfermedad. Se olvidan del indiscutible potencial, intrínseco en la mente del ser humano, para colaborar en la sanación y recelan de la «intromisión» de la psicología por miedo a perder, con su aceptación, el monopolio de la curación.

En el tratamiento del cáncer la medicina y la psicología, considerada esta última bajo el punto de vista de la psiconeuroinmunología, nunca son rivales y ambas deben complementarse simultáneamente en la búsqueda de la curación. Al fin y al cabo la psiconeuroinmunología no deja de ser una parte de la medicina y una parte, también, de la psicología.

El estrés que provoca ser diagnosticado de cáncer, verse sometido a tratamiento oncológico, soportar los cambios que se producen como consecuencia de ello en la vida de los enfermos es, en muchos casos, incontrolable y razón suficiente de tratamiento si lo que se pretende es no empeorar más la situación.

No sé hasta qué punto se comprenderá mi insistencia en la necesidad de controlar e intentar evitar los estados de ansiedad (estrés) que, casi siempre de una manera encubierta, suelen sufrir los enfermos de cáncer, pero la confusión queda perfectamente esclarecida cuando se conoce qué es el estrés y cuáles son sus mecanismos de actuación sobre el organismo. (Utilizo los términos ansiedad y estrés de una forma indiscriminada. Al cáncer lo considero el estímulo estresante y a la ansiedad la respuesta a ese estímulo.)

El término estrés tiene un significado ambiguo de difícil definición (inquietud, zozobra, malestar, angustia) si se tiene en cuenta que en la respuesta a los estímulos estresantes intervienen distintas variables (la situación, la reacción fisiológica y la conducta). El estrés no es vivido de la misma manera por todas las personas. Lo que para uno puede ser causa de un estrés considerable para otro puede constituir una prueba para superarse o un estimulante incentivo. Quien a su alrededor haya vivido de forma traumática la pérdida de algún familiar(es) o amigo(s) a causa de un cáncer y reciba, después, el mismo diagnóstico, vivirá seguramente la situación como sumamente estresante, mientras que, para quien haya mantenido relaciones con personas cercanas que han logrado superar la enfermedad, su diagnóstico constituirá más un desafío que una amenaza.

Walter Cannon, fisiólogo de la Harvard Medical School (Escuela de Medicina de Harvard) fue el primero en identificar la respuesta al estrés como «reacción de lucha o huida» frente a una situación real de amenaza que suele generar en el cuerpo una serie de cambios fisiológicos que permiten poner a punto a la persona para responder al peligro, ya sea a través de la huida o a través de la lucha. El hipotálamo activa las glándulas suprarrenales. Las glándulas suprarrenales, a su vez, aumentan la secreción de las hormonas adrenalina y noradrenalina que se disgregan rápidamente por todo el organismo, provocando una sobreactivación biológica (aumento del metabolismo, aumento de la presión sanguínea, aumento del ritmo respiratorio, aumento del ritmo cardíaco y aumento de la tensión muscular). Se produce un sobreesfuerzo fundamentado en la necesidad de reaccionar ante esa amenaza o peligro real.

El problema surge cuando estas respuestas se dan con periodicidad ante situaciones que sin constituir una verdadera amenaza son percibidas por la persona que las vive como altamente amenazadoras. El cuerpo no sabe distinguir entre una situación de peligro real de otra que no lo es. Todo depende de cómo es percibida la situación y, por desgracia, bastante a menudo y de forma inapropiada las personas tienden a provocar esta «reacción de lucha o huida» en momentos en que la amenaza real no existe a no ser en su particular forma de interpretar la situación, produciendo, como consecuencia, una continua e innecesaria sobrecarga del cuerpo que acabará repercutiendo negativamente en el buen funcionamiento y equilibrio del organismo. De ahí la razón de insistir tanto en no dejarse dominar por el pánico, el miedo, la angustia o las excesivas preocupaciones a la hora de enfrentarse al cáncer. Tal y como, por ejemplo, pretenden trasmitir los autores John Roger (educador y escritor) y Peter McWilliams (escritor) con el sugerente título de su libro *You Can´t Affrod the Luxury of a Negative Thought* (Usted no puede permitirse el lujo de ningún pensamiento negativo) dirigido a todas aquellas personas que deban hacer frente a una enfermedad grave.

Hay muchas razones que explican el que una persona enferma de cáncer sufra de continuos estados de ansiedad, y no precisamente sólo por lo que al diagnóstico se refiere, sino como consecuencia también de los casi continuos cambios que suelen producirse en la vida de los enfermos desde que la enfermedad es diagnosticada hasta que se inicia y finaliza el tratamiento e incluso un tiempo después de que éste haya finalizado. La propia palabra cáncer, la disminución o pérdida de la capacidad laboral con el consecuente desajuste económico en algunos casos, las prácticamente obligadas alteraciones en las costumbres de los afectados, los cambios en apariencia ya sean como consecuencia de intervenciones quirúrgicas encaminadas a frenar el crecimiento del cáncer (mastectomía, colestomía, laringectomía, traqueotomía) o como resultado del tratamiento (caída del pelo), la falta de energía, la confusión, la incertidumbre, pruebas médicas dolorosas, pérdida de la intimidad, ciertas complicaciones terapéuticas, cambios en las relaciones interpersonales, pérdida del rol habitual, los mismos efectos secundarios no controlados, sentimientos de incomprensión, soledad y minusvalía y, principalmente, el miedo a morir son algunas de las innumerables razones que justifican el desencadenamiento de la ansiedad y de otros muchos trastornos de tipo emocional como la depresión, la tristeza y la cólera que, agregadas al estado general del paciente, sólo consiguen aumentar su sufrimiento y agravar su situación. Si quisiera profundizar más en mis afirmaciones me atrevería a declarar que, en muchos casos, la ansiedad está latente en el interior de los futuros afectados mucho antes de que la enfermedad haya sido diagnosticada. La sospecha de un cáncer es ya de por sí bastante estresante e incluso en bastantes ocasiones ha sido motivo de una negación de los síntomas por miedo a una confirmación de la enfermedad sospechada a pesar del riesgo que puede suponer perder la oportunidad de un diagnóstico precoz del cáncer (no olvidemos que una de las principales y posibles bazas para lograr su curación es el descubrirla, diagnosticarla y tratarla a tiempo siguiendo el consejo de los profesionales).

En realidad no es difícil suponer que el estrés derivado de un diagnóstico de cáncer, así como sus formas de repercutir en la persona (alteraciones fisiológicas, conductuales y cognitivas) se deben sólo a la interpretación que el enfermo de cáncer suele hacer de su enfermedad. La pérdida de una concepción de la enfermedad absolutamente derrotista y terrorífica conducirá ineludiblemente a una reducción del estrés y por tanto de sus efectos en el organismo, en la personalidad y estilo de vida de la persona afectada por la enfermedad.

El esquema de forma circular de la página siguiente refleja de qué dependen y cómo se mantienen las respuestas negativas al cáncer.

Por un lado el diagnóstico del cáncer induce la producción de pensamientos negativos asociados al significado atribuido normalmente a la enfermedad (deterioro progresi-

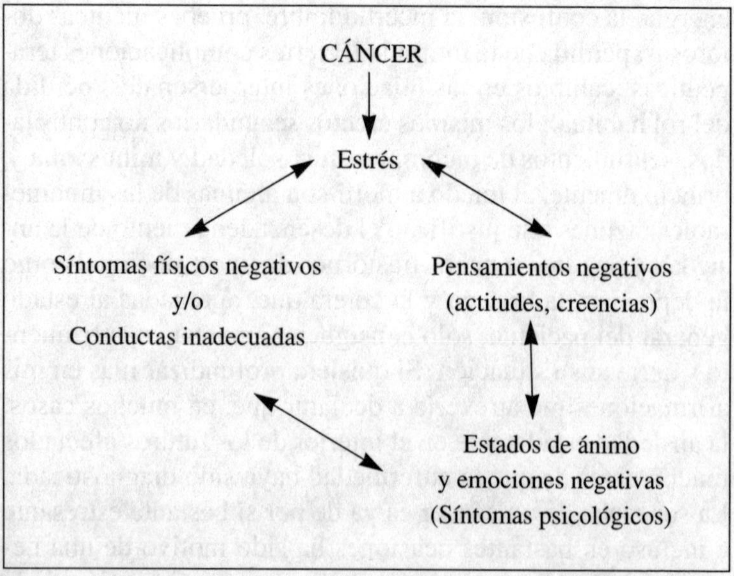

vo y gradual, sufrimiento, desolación, muerte) base de las actitudes contraproducentes y creencias equivocadas acerca de las posibilidades de curación.

Los errores de pensamiento, las actitudes inapropiadas y las falsas creencias favorecen la alteración de las emociones y, como consecuencia, de los estados de ánimo. Por su conexión con la funcionalidad del organismo estas alteraciones de índole emocional provocan a su vez reacciones o síntomas físicos negativos (insomnio, fatiga, anorexia, náuseas, dolor...) apoyados por la incorporación de conductas mal adaptadas y perjudiciales para la recuperación de la salud que a su vez mantienen y potencian la sensación de estrés que por su parte y en un sentido inverso reincide en el mantenimiento de este proceso.

El paciente se ve envuelto de esta manera en un círculo vicioso del que muchas veces no sabe cómo escapar.

Por suerte, la habilidad para manejar el estrés que provoca la enfermedad y prevenir los estados de ansiedad, depresión, incomprensión, soledad y aislamiento que acostumbran a ser los de mayor incidencia en los enfermos de cáncer, puede ser aprendida.

El entrenamiento y aprendizaje de la relajación junto con la visualización y el uso de las técnicas cognitivas puede considerarse el tratamiento más común y eficaz para controlar y evitar los efectos del estrés así como para facilitar los cambios de actitud, potenciar los pensamientos positivos y sustituir las ideas negativas y casi siempre erróneas acerca de la enfermedad por otras más adecuadas, menos estresantes, menos deprimentes e, indudablemente, mucho menos perjudiciales.

Antes de pasar a explicar concretamente la forma de aplicar estas técnicas en mi trabajo con los pacientes de cáncer, tal y como he venido haciendo desde mi especialización y a partir de lo que he podido observar y aprender a través del contacto con centros de oncología y medicina conductual de prestigio, me gustaría hacer una breve presentación de lo que es y en qué consisten las técnicas de relajación, la visualización y las técnicas de control cognitivo.

La relajación

Como antagonista a la respuesta de ansiedad la relajación se utiliza para contrarrestar los efectos nocivos del estrés y provocar cambios fisiológicos opuestos a los producidos en el organismo en situaciones de fuerte contenido ansiógeno (disminución del metabolismo, del ritmo cardíaco, de la presión sanguínea, del ritmo respiratorio y de la tensión muscular).

La relajación puede aprenderse a través de la práctica de diversas técnicas y el propio paciente deberá escoger aquellas que mejor se adapten a sus necesidades y le ofrezcan resultados satisfactorios en el control de su problema específico (pensamientos negativos y erróneos, angustia o ansiedad, mejora de la autoestima...).

Entre los métodos más comunes para el aprendizaje de la relajación destacan los siguientes.

1. Respiración abdominal o diafragmática

El nivel de tensión de una persona puede verse reflejado perfectamente en su forma de respirar. Bajo los efectos del estrés la respiración se vuelve poco profunda y rápida (concentrada a la altura del pecho, respiración torácica) mientras que en un estado de relajación suele ser más completa y profunda (extendida hasta el diafragma). Teniendo en cuenta esto es evidente que el aprendizaje de la respiración abdominal o diafragmática facilitará o desencadenará, además de la liberación de la tensión, el desencadenamiento de la respuesta de relajación.

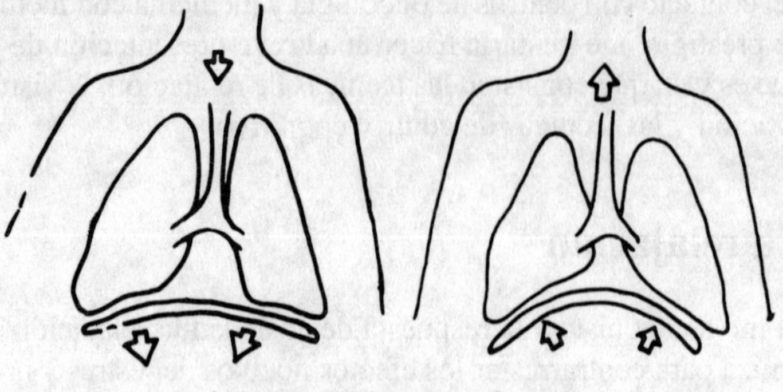

RESPIRACIÓN ABDOMINAL

La respiración torácica al ser más superficial (no utiliza toda la capacidad pulmonar) es incompleta y no permite una adecuada oxigenación. Una respiración inadecuada produce una menor oxigenación de los tejidos, un aumento del trabajo cardíaco, una mayor intoxicación del organismo y como consecuencia un aumento de las posibilidades de padecer ansiedad, depresión, fatiga muscular, etc.

El mecanismo de la respiración abdominal consiste en la

inhalación lenta y profunda (desde la nariz, hasta donde el aire pueda llegar y mantenida durante unos segundos) seguida de un lenta exhalación, preferiblemente nasal y acompañada de la sensación de dejarse ir.

En una situación de tranquilidad y calma, libre de estímulos externos distractores, la persona en práctica de respiración abdominal deberá intentar dirigir el aire inspirado hacia la parte inferior de los pulmones. Una mano colocada en el vientre facilitará la percepción de los movimientos respiratorios de inhalación y exhalación (la mano sobre el vientre deberá moverse empujada por la acumulación y liberación del aire conducido hacia esa parte).

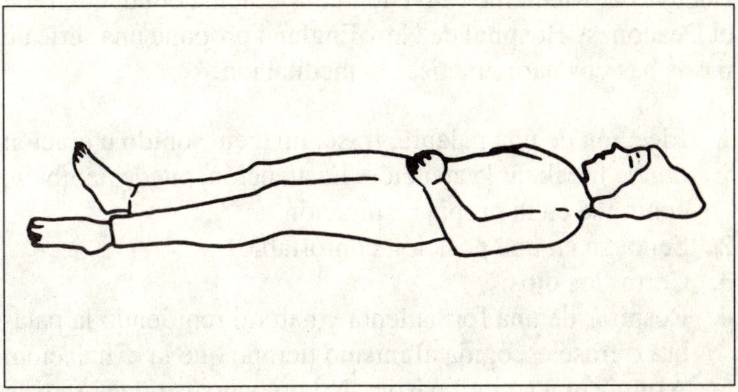

Conseguir un estado de relajación permanente, exento de preocupaciones y preparado para afrontar las consecuencias casi siempre pasajeras de una enfermedad, como por ejemplo el cáncer, exigirá la práctica diaria de estos ejercicios respiratorios. Cinco minutos diarios de respiración abdominal o diafragmática puede conseguir reducir los efectos de la ansiedad y otros síntomas relacionados con ella.

2. *Meditación*

La meditación consiste en focalizar la atención en un estímulo o clave determinada (una palabra, una frase, un sonido) con el fin de modificar el estado mental del sujeto y provocar su tranquilidad. En un ambiente tranquilo, con una postura cómoda, tratando de dejar la mente en blanco y respirando adecuadamente se inicia la repetición de la clave preseleccionada preferiblemente coincidiendo con la exhalación. El tiempo medio de dedicación a la meditación oscila entre cinco o veinte minutos una o dos veces al día.

Herbert Benson, profesor de la Harvard Medical School (Escuela de Medicina de Harvard) y jefe de la División of Behavioral Medicine (División de Medicina conductual) en el Deaconess Hospital de New England propone una serie de pasos básicos para practicar la meditación:

1. Elección de una palabra, frase, imagen, sonido u oración donde focalizar la atención. La atención, puede, también, centrarse en la propia respiración.
2. Sentarse en una posición confortable.
3. Cerrar los ojos.
4. Respirar de una forma lenta y natural repitiendo la palabra o frase escogida al mismo tiempo que la exhalación.
5. Asumir una actitud pasiva. No preocuparse de si se está o no haciendo bien el ejercicio. En caso de que aparezcan otro tipo de pensamientos en la mente, algo que ocurre con bastante frecuencia, sobre todo cuando una persona intenta aprender a meditar, procurar no darles importancia y dejarlos pasar y centrarse de nuevo en las repeticiones.
6. Continuar durante veinte minutos.
7. Practicar la técnica de una a dos veces diarias.

La meditación reduce significativamente los estados de ansiedad crónica a la vez que permite suprimir o reducir la ingesta de tranquilizantes. A largo plazo la meditación puede facilitar el acceso a emociones inconscientes, aumentar la objetividad así como mejorar la autoestima.

Jon Kabat-Zin es fundador y director de la Stress Reduccion Clinic (Clínica para la reducción del estrés) de la Universidad de Medicina de Massachusetts y Profesor adjunto de la División of Preventative and Behavioral Medicine (División de Prevención y Medicina Conductual). Internacionalmente conocido por su trabajo sobre el control del dolor y reducción de los desórdenes o alteraciones desencadenadas por el estrés a través del uso de la meditación, en unas declaraciones hechas durante una entrevista llevada a cabo por Bill Mollers, conocido periodista televisivo y recogidas en su libro *Healing and the Mind,* afirma:

> «Durante muchos años ha existido la tendencia a observar la enfermedad sólo desde el punto de vista físico. Los pensamientos, las emociones, los sentimientos e interacciones sociales se consideraban dominio exclusivo de la mente. El enfermar nada tenía que ver con los procesos mentales. Mente y cuerpo se tenían por absolutamente independientes. Pero existe una evidencia cada vez más clara a medida que avanzamos en nuestras investigaciones sobre enfermedades crónicas como el cáncer o determinadas patologías cardíacas de que la manera de vivir, de pensar y de sentir puede influir sobre su origen y desarrollo. Es importante entender que cuerpo y mente no funcionan de manera separada. Siempre actúan juntos e interactúan simultáneamente uno con otro. Aunque todavía nos falta adelantar mucho, sabemos que la meditación, además de calmar la mente, mejorar la efectividad y reducir el estrés, puede despertar o activar lo que nosotros llamamos fuerzas sanadoras inconscientes o internas».

Se recomienda no abusar de la meditación y limitarse al tiempo de dedicación recomendado anteriormente.

En un estudio llevado a cabo por el psicólogo Alberto Villoldo del State College de San Francisco se demostró que la meditación y la visualización potenciaban la reacción de los glóbulos blancos de la sangre, así como la eficiencia de la respuesta hormonal.

3. Relajación muscular progresiva

Desarrollada por Jacobson (1929) la técnica de relajación muscular progresiva consiste en enseñar al paciente a relajarse por medio de ejercicios simultáneos en los que se tensan y se relajan los músculos del cuerpo. Lo que se pretende es conseguir que el paciente se concentre, sea consciente de la tensión de sus músculos y aprenda a liberarse de ella.

Es preferible practicar la relajación muscular progresiva en un lugar tranquilo, alejado de distracciones, con luz tenue, sin ruidos externos y a una temperatura confortable. Se procurará que la ropa no apriete demasiado y que sea lo más cómoda posible. La posición ideal será la de tumbado confortablemente en un sillón con la cabeza apoyada hacia atrás o en una silla normal con la cabeza inclinada hacia delante, caída sobre el pecho. Las piernas deben estar extendidas sin cruzarse y las manos se apoyarán sobre los muslos de las piernas, con las palmas hacia arriba o colocadas sobre los brazos del sillón en caso de que sea ésta la postura escogida. En sus primeras sesiones de entrenamiento la relajación progresiva deberá efectuarse con la ayuda de un terapeuta instructor que vaya indicando, con voz pausada, serena y sonido agradable lo que tenemos que realizar.

J. R. Cautela y J. Groden en su trabajo *Relaxation Training* (Entrenamiento en relajación, Illinois 1979) proponen la siguiente secuencia de ejercicios para el entrenamiento en relajación muscular.

1. **Frente:** Arrugar la frente subiéndola hacia arriba. Arrugarla fuertemente. Sentir la tensión sobre el puente de la

nariz y alrededor de cada ceja. Relajar y liberar la frente de la tensión.

2. **Ojos:** Cerrar los ojos apretándolos fuertemente. Sentir la tensión alrededor de los ojos, sobre los párpados y sobre los bordes interior y exterior de cada ojo. Relajar y liberar la tensión de los ojos.
3. **Nariz:** Arrugar la nariz. Sentir la tensión en el puente y orificios de la nariz. Relajar y liberar la tensión.
4. **Sonrisa:** Adoptar una sonrisa forzada. Tensar los labios superior e inferior, fuertemente apretados sobre los dientes, así como las mejillas. Relajar y liberar la tensión.
5. **Lengua:** Apretar la lengua contra el cielo de la boca. Sentir la tensión en la parte inferior de la boca y de la lengua, así como en los músculos que rodean la mandíbula. Relajar y liberar la tensión.
6. **Mandíbula:** Apretar los dientes fuertemente. Sentir la tensión a los lados de la cara y en las sienes. Relajar y liberar la tensión.
7. **Labios:** Arrugar los labios fuertemente. Sentir la tensión en el labio superior e inferior y en toda la zona alrededor de los labios. Relajar y liberar la tensión.
8. **Cuello:** Apretar y tensar el cuello. Sentir la tensión a cada lado del cuello y en la nuca. Incline la cabeza hacia delante hasta que la barbilla toque con la parte superior del pecho. Relajarse y liberar la tensión.
9. **Brazos:** Extender el brazo derecho y ponerlo tan rígido como se pueda manteniendo el puño cerrado. Ejercer tensión en todo el brazo, desde la mano hasta el hombro. Realizar el máximo de tensión. Comprobar cómo aumenta la tensión muscular en el bíceps, antebrazo, alrededor de la muñeca y en los dedos. Relajar y liberar la tensión.
10. **Piernas:** Levantar horizontalmente la pierna derecha arqueando el pie derecho hacia atrás en dirección a la rodilla. Ejercer el máximo grado de tensión. Sentir la tensión en la pantorrilla, los muslos, la rodilla, los pies. Relajar y liberar la tensión.

11. **Espalda:** Inclinar hacia delante el cuerpo estando sentado. Elevar un poco los brazos llevando los codos hacia atrás y hacia arriba arqueando la espalda. Sentir la tensión en los hombros y hacia la mitad de la espalda. Relajar y liberar la tensión.
12. **Tórax:** Tensar y poner rígido el pecho. Apretar como si quisiera reducir los pulmones. Relajar y liberar la tensión.
13. **Estómago:** Tensar fuertemente los músculos del estómago comprimiéndolos hasta que lo ponga duro como una tabla. Sentir la tensión en el ombligo y en el círculo alrededor de éste. Relajar y liberar la tensión.
14. **Cintura y caderas:** Tensar todos los músculos cercanos a la cintura, incluyendo las nalgas y los músculos. Notar como si se elevara de la silla. Sentir las zonas particularmente tensas de todos los músculos en contacto con la silla.

Es conveniente mantener a lo largo de todo el ejercicio una respiración adecuada.

En caso de problemas con algún músculo o grupo muscular se evitará generar tensión sobre él.

4. Entrenamiento autógeno

Basado en la hipnosis, el entrenamiento autógeno pretende conseguir que el propio individuo logre generarse por sí mismo el estado de relajación por medio de representaciones mentales adecuadas que se supone provocarán los cambios fisiológicos correspondientes.

Como en las prácticas anteriores, el lugar escogido para realizar este tipo de entrenamiento deberá ser tranquilo, libre de interrupciones, con poca luz y una temperatura media. La ropa no deberá generar molestias y se procurará que sea cómoda. La postura adecuada será tumbado. Los ojos permanecerán cerrados. Para facilitar la vivencia de reposo la persona deberá repetirse la frase «me siento tranquilo, o me siento relajado» como si verdaderamente la estuviera vivenciando.

En *Autogenic Training: A Psychophysiologic Approach to Psychoterapy* (Entrenamiento autógeno: Una aproximación de la psicofisiología a la psicoterapia) J. H. Shultz y W. Luthe (Nueva York) exponen el siguiente procedimiento como práctica de este tipo de entrenamiento (procedimiento muy similar al que proponemos a los pacientes de cáncer previamente al inicio de la visualización y normalmente acompañado de una música tranquilizadora).

Ejercicio 1

Peso: Generar la sensación de peso en los diferentes miembros del cuerpo por medio de la repetición de una frase que haga referencia a ello. Por ejemplo: «El brazo derecho me pesa mucho», y así con los demás miembros.

Ejercicio 2

Calor: Generar la sensación de calor en los miembros de todo el cuerpo de manera similar al ejercicio anterior. Repetir la frase «El brazo derecho está caliente». Continuar con los otros miembros del cuerpo. El ejercicio facilita la relajación muscular.

Ejercicio 3

Regulación cardíaca: Apoyar la mano sobre la zona del corazón. Concentrarse en esta zona y repetirse la frase «el corazón me late tranquilo y fuerte». No se debe intentar ralentizar el ritmo cardíaco.

Ejercicio 4

Regulación respiratoria: Con la respiración sintonizada con la sensación de reposo. La persona procurará abandonarse a sí misma sin tratar de forzar cambios respiratorios a la vez que se repite la frase «La respiración es tranquila».

Ejercicio 5

Regulación de los órganos abdominales: Concentrarse en el plexo solar (nudo nervioso más importante), entre el ombligo y el final del esternón, repitiéndose la frase «el plexo solar irradia calor».

Ejercicio 6

Regulación de la región cefálica: Con el fin de que no se produzca una relajación vascular excesiva en la cabeza va repitiéndose la frase «La frente está agradablemente fresca».

Cada frase nueva deberá ser alternada con la frase anterior: «Me siento completamente tranquilo», «El cuerpo me pesa mucho», «Mi cuerpo está caliente», «El corazón me late tranquilo y fuerte», «La respiración es tranquila», «El plexo solar irradia calor», «La frente está agradablemente fresca».

Schultz y Luthe añaden a los ejercicios anteriores, que ellos llaman «primer ciclo», un segundo grupo de ejercicios denominado «ciclo segundo», más específico y dirigido a representaciones mentales más abstractas o complejas como imaginar objetos, personas, colores, etc.

5. *Biofeedback*

El biofeedback es una técnica de aprendizaje dirigida a enseñar cómo modificar ciertos procesos biológicos (anteriormente considerados bajo control únicamente involuntario del sistema nervioso autónomo) con el fin de someterlos a control voluntario. Su utilización permite registrar y proporcionar información de una manera inmediata y precisa de aquellas variables psicofisiológicas que por su relación con un problema específico, como por ejemplo en relación al cáncer podrían ser los elevados índices de ansiedad, son motivo de modificación y control. De esta manera y gracias al biofeedback la persona sometida a los efectos fisiológicos provocados por la ansiedad (palpitaciones, fatiga, insomnio...) podrá aprender cómo reducirlos o evitarlos e incluso, y como respuesta antagonista, cómo activar y controlar los componentes fisiológicos que suelen acompañar las emociones positivas.

Las técnicas de biofeedback gozan de un reconocimiento generalizado por la clase médica y su aplicación ha conseguido niveles de eficacia demostrada en una gran variedad de trastornos clínicos (respiratorios, gastrointestinales, cardiovasculares, neuromusculares, control del dolor o trastornos dermatológicos como la dermatitis crónica).

La información registrada puede presentarse al paciente de forma visual o auditiva aunque, concretamente, en mi trabajo acostumbro a utilizar sólo la visual.

Las formas o tipos de aplicación del biofeedback varían en función del tipo de trastorno y de la finalidad terapéutica.

En el ámbito de la salud y en base a las adaptaciones del doctor Agustín Martí, técnico en biofeedback, los tipos de biofeedback más utilizados en el tratamiento de soporte con mis pacientes en mi consulta son:

1. BF EMG (Biofeedback Electromiográfico)

Proporciona información sobre la actividad electromiográfica de un músculo o músculos determinados con el objetivo de aumentar o disminuir la tensión de ese músculo a través de su control. Unos electrodos colocados sobre el músculo serán los que captarán y registrarán su actividad.

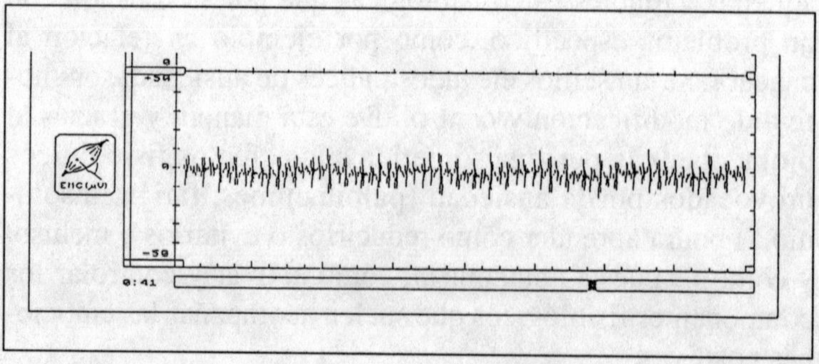

2. BF Temperatura

Proporciona información de la temperatura periférica de la zona del cuerpo donde previamente se ha colocado un sensor para medirla. En este caso se registran las fluctuaciones por minuto de la temperatura corporal con el fin de poder aumentarla, dado que los estados de ansiedad concuerdan con una disminución de la temperatura corporal.

La temperatura de la piel depende en gran parte del riego sanguíneo. La ansiedad disminuye la temperatura como consecuencia de la vasoconstricción producida en los capilares que reduce el flujo sanguíneo que irriga la piel. Estos cambios se regulan por el sistema nervioso autónomo. El estrés provoca la estimulación simpática. A mayor activación, mayor vasoconstricción y como consecuencia menor temperatura. El aumento de la temperatura correlaciona con la disminución de la actividad nerviosa simpática. De ahí la eficacia

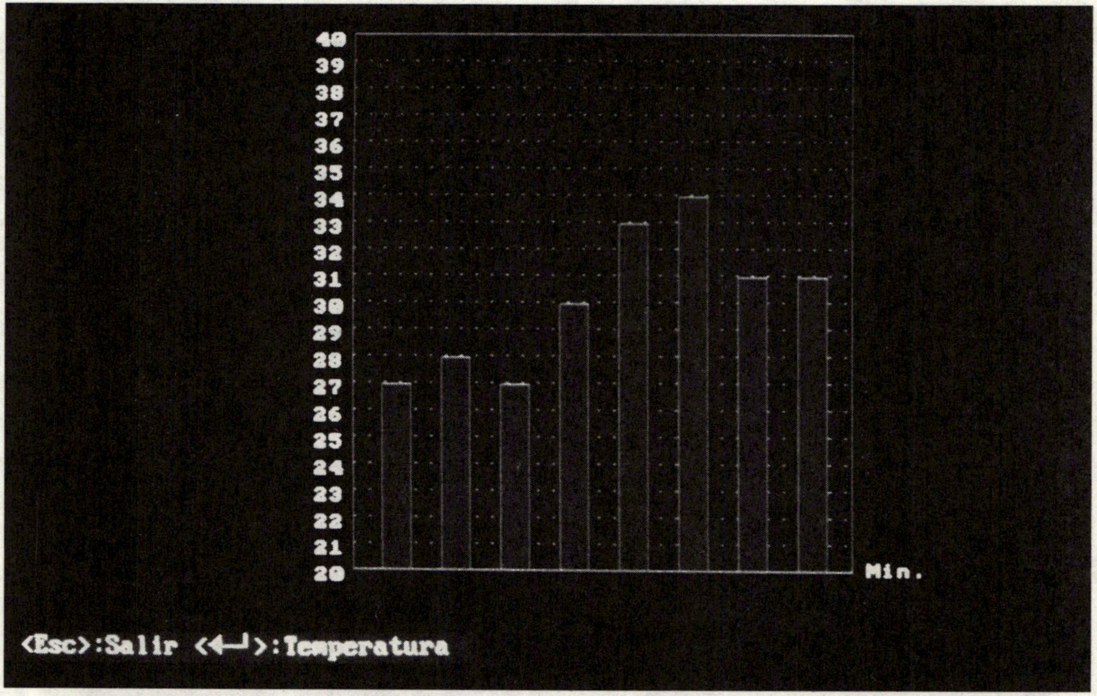

Biofeedback de la temperatura

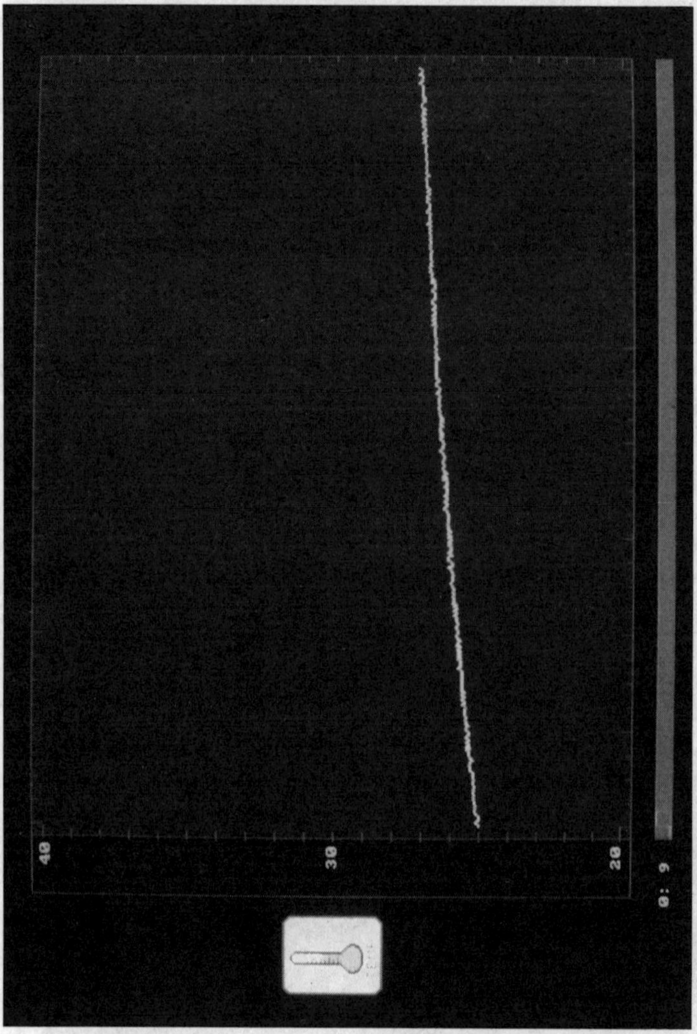

Biofeedback de la temperatura

del BF de Temperatura como técnica destinada al aprendizaje de la relajación (El paciente se entrena en aumentar la temperatura).

3. Biofeedback EEG (Biofeedback electroencefalográfico)

La aplicación del BF EEG pretende facilitar el control de determinados ritmos eléctricos del cerebro. Unos electrodos sobre la corteza cerebral captarán, registrarán e informarán sobre la actividad eléctrica del cerebro. El objetivo es conocer el nivel de actividad de las ondas cerebrales en diferentes estados de conciencia. Hay cuatro tipos de ondas cerebrales: las ondas Beta (estados de vigilia), las ondas Alfa (asociadas al estado de relajación), las ondas Tetha (sopor) y las ondas Delta (sueño profundo). Estimular la actividad Alfa será el objetivo de un aprendizaje en relajación.

4. Biofeedback de frecuencia cardíaca

Proporciona información del número de latidos del corazón por minuto, facilitando la identificación de la frecuencia y la regularidad del ritmo cardíaco. El hecho de que la frecuencia cardíaca varíe en respuesta a las situaciones de estrés hace del BF de frecuencia cardíaca un buen procedimiento en el aprendizaje de la relajación.

5. Biofeedback SCL (Biofeedback de conductancia electrodermal)

Proporciona información del nivel de conductancia en la zona de la piel donde se han colocado los electrodos

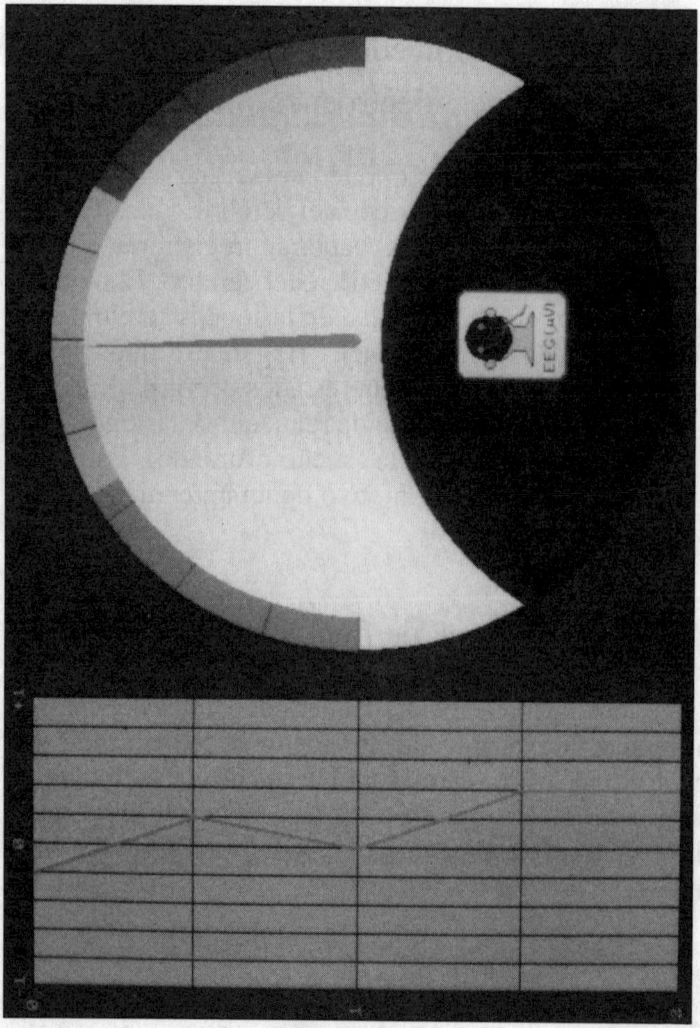

Biofeedback electroencefalográfico

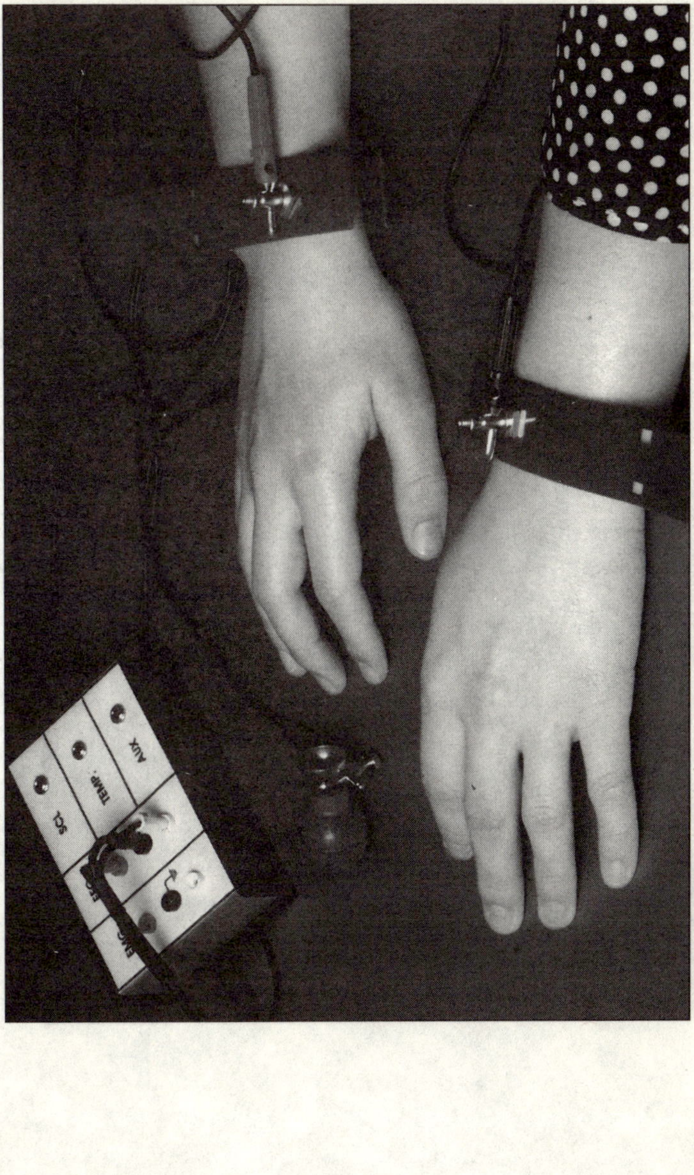

EEG (Biofeedback electroencefalográfico)

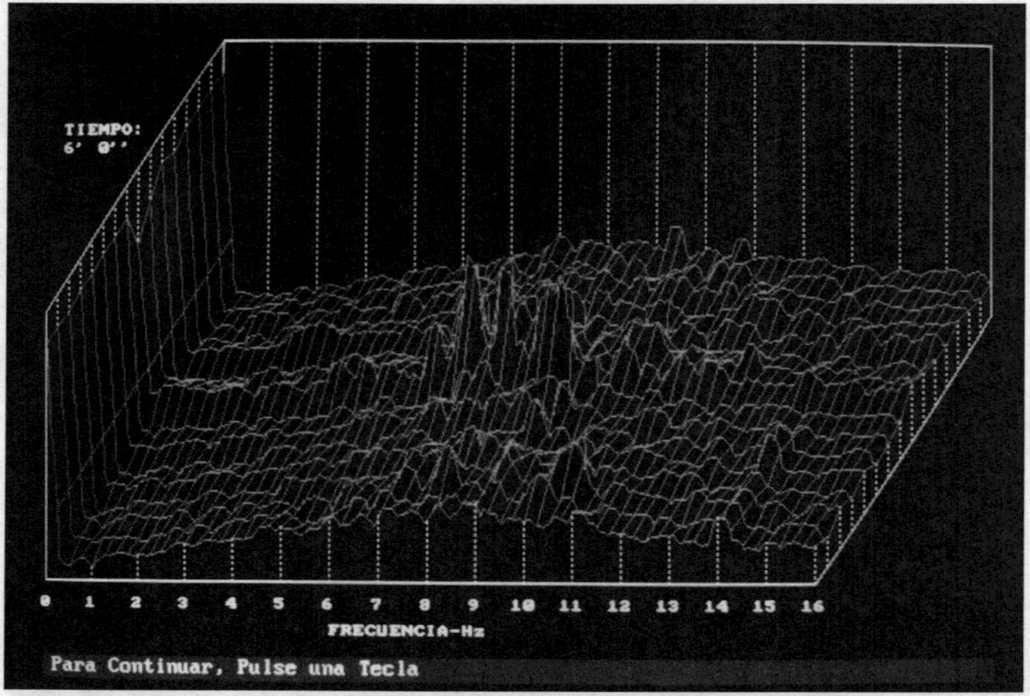

EEG (Biofeedback electroencefalográfico)

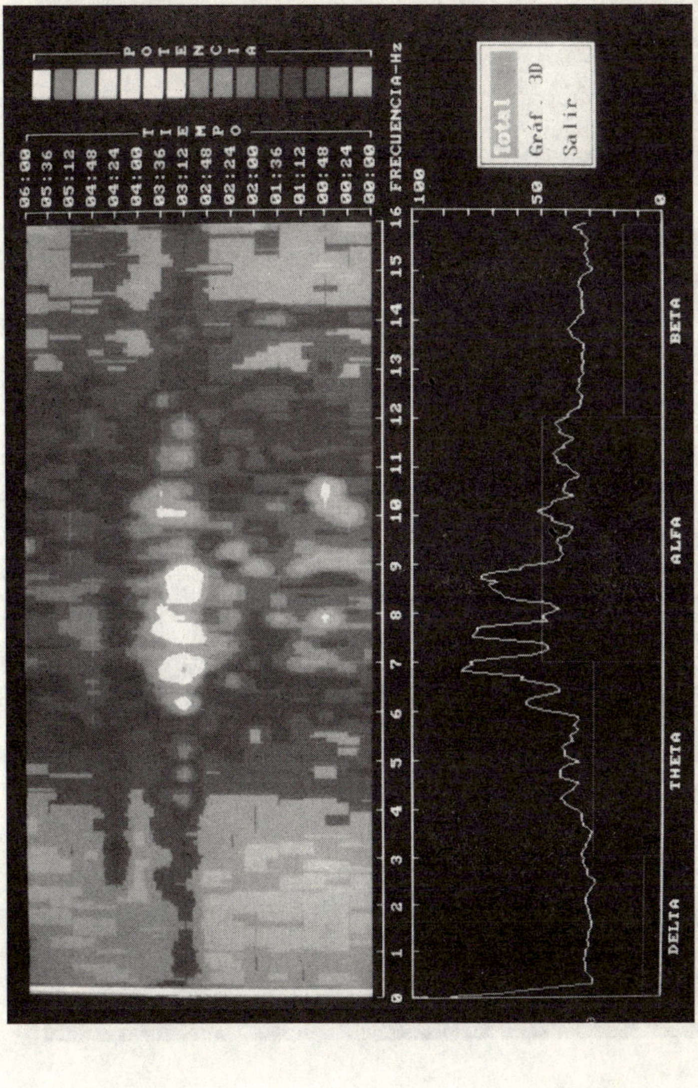
TIEMPO
POTENCIA
06:00
05:36
05:12
04:48
04:24
04:00
03:36
03:12
02:48
02:24
02:00
01:36
01:12
00:48
00:24
00:00
FRECUENCIA-Hz
0 1 2 3 4 5 6 7 8 9 10 11 12 13 14 15 16
100
50
0
DELTA
THETA
ALFA
BETA
Total
Gráf. 3D
Salir

EEG

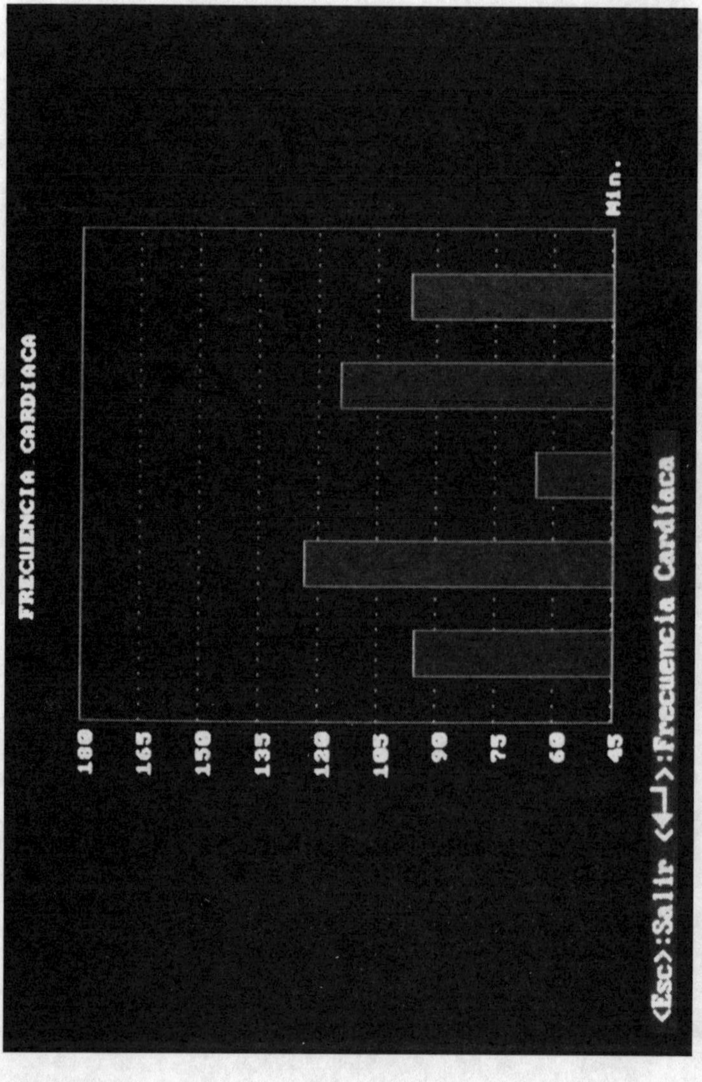

Biofeedback de frecuencia cardíaca

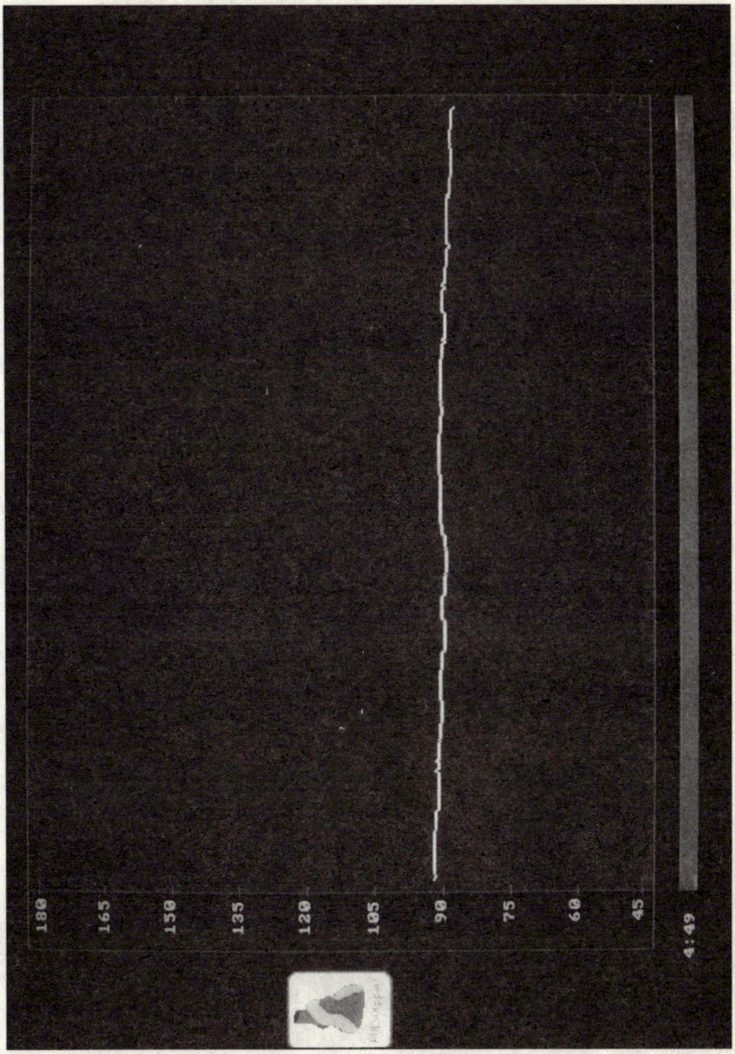
180
165
150
135
120
105
90
75
60
45
4:49

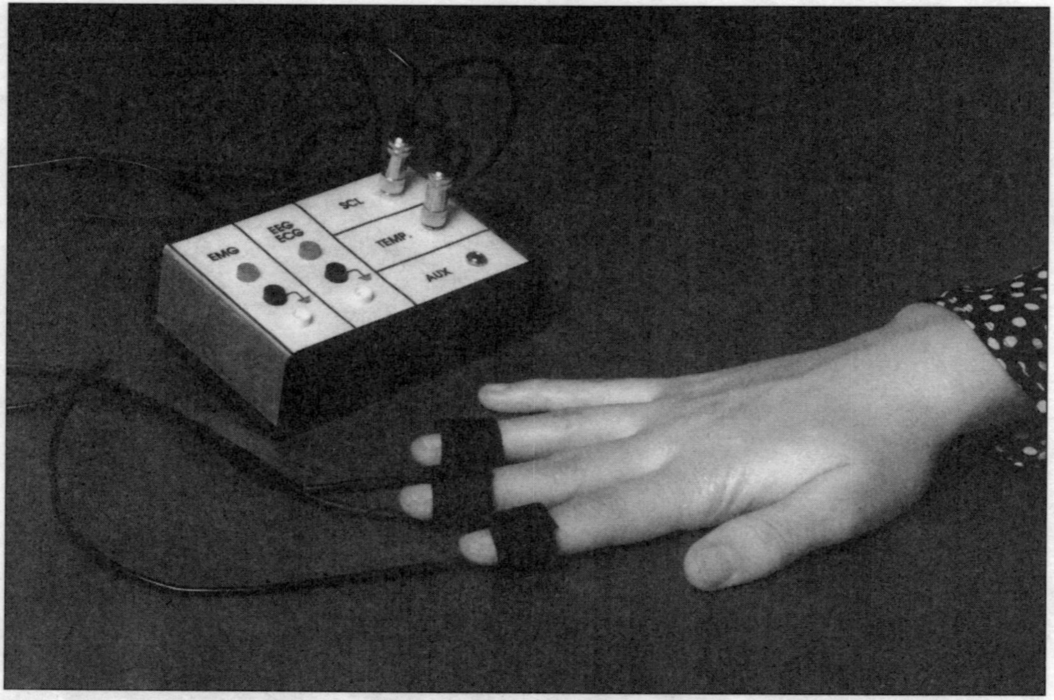

SCL (Biofeedback de conductancia electrodermal)

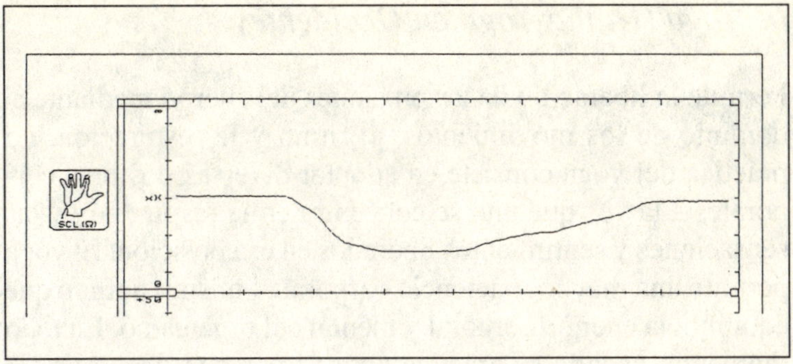

(normalmente en la primera y segunda falanges de los dedos índice y corazón). El nivel de conductancia de la piel se correlaciona con el nivel de activación del sistema nervioso simpático, lo que favorece el aprendizaje de la relajación.

Los hasta aquí expuestos son los tipos de biofeedback que más se han empleado como métodos complementarios a los tratamientos médicos anticancerosos. Su objetivo se centra en que el paciente sea capaz de conseguir un dominio tanto de tipo fisiológico (reducir la tensión), de tipo cognitivo (anular pensamientos irracionales y estimular pensamientos positivos) y de tipo conductual (incorporar a la vida habitual los cambios positivos aprendidos).

Otros tipos de biofeedback, aunque poco utilizados en mi trabajo con los pacientes de cáncer no son por ello menos importantes, son: El BF de presión sanguínea, el BF electrokinesiológico (informa sobre un determinado movimiento) y el BF de presión.

Cada sesión de entrenamiento suele durar de 30 a 40 minutos. Después de cada sesión se le indicará al paciente su grado de control sobre la respuesta fisiológica específica.

Es importante que una vez entrenado y preparado para ejercer un control sobre determinadas respuestas fisiológicas la persona pueda conseguir los mismos efectos beneficiosos sin la necesidad del biofeedback.

6. Yoga (Hatha-Yoga en Occidente)

Permite la liberación de las presiones del cuerpo mediante el dominio de los movimientos, el ritmo y la respiración. La práctica del yoga consiste en adoptar diversas posturas corporales a la vez que uno se concentra en la respiración y las sensaciones y sentimientos liberados en esa posición. El yoga permite una mayor conciencia corporal al mismo tiempo que equilibra la energía corporal y mental del organismo. En todo momento, cuando se práctica yoga la persona tiene que ser consciente da su respiración y combinar con ella los distintos movimientos. Los ejercicios pueden hacerse sentados, echados en el suelo o de pie.

Veamos algunos ejemplos de cada una de las diferentes modalidades: Sentado, echado y en pie. Es importante que al finalizar cada ejercicio la persona se relaje y se concentre en su respiración al mismo tiempo que en la liberación de la tensión corporal.

Modalidad sentado

Posición 1: Sentado. Brazos estirados. Manos hacia arriba. Doblar y estirar los brazos a partir del codo y hasta que los dedos logren tocar los hombros. Volver a la posición original. Cada postura suele repetirse tres veces, se descansa y se pasa a la siguiente.

Posición 2: Sentado. Flexionar o doblar la pierna derecha hacia el pecho. Estirar la pierna. Conducirla de nuevo hacia el pecho. Repetir tres veces. Relajarse. Postura siguiente.

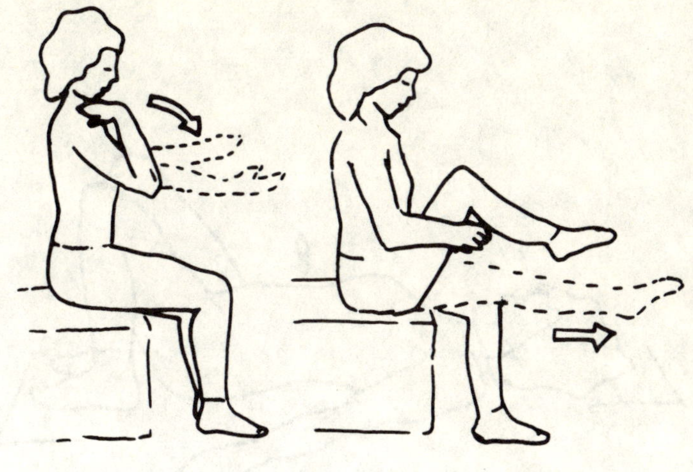

Posición 1 *Posición 2*

Modalidad echado

Posición 3: Tumbado en el suelo (en posición de relajación). Piernas flexionadas, pies planos sobre el suelo. Mover hacia arriba y hacia abajo (suelo) la parte inferior de la espalda simultáneamente con la inhalación y exhalación.

Posición 4: Tumbado. Piernas juntas y dobladas. Inclinarse hacia la izquierda. Brazos estirados hacia la izquierda. Conducir, en forma de arco, el brazo hacia la derecha, hasta conseguir formar una T. Seguir con la cabeza el movimiento del brazo hacia la derecha. La cabeza deberá descansar sobre el lado derecho mientras las piernas estén inclinadas hacia la izquierda. Mantener la posición durante 30 segundos. Conducir el brazo derecho de nuevo hacia la izquierda. Repetir el ejercicio en posición contraria. (Piernas hacia la derecha, cabeza hacia la izquierda).

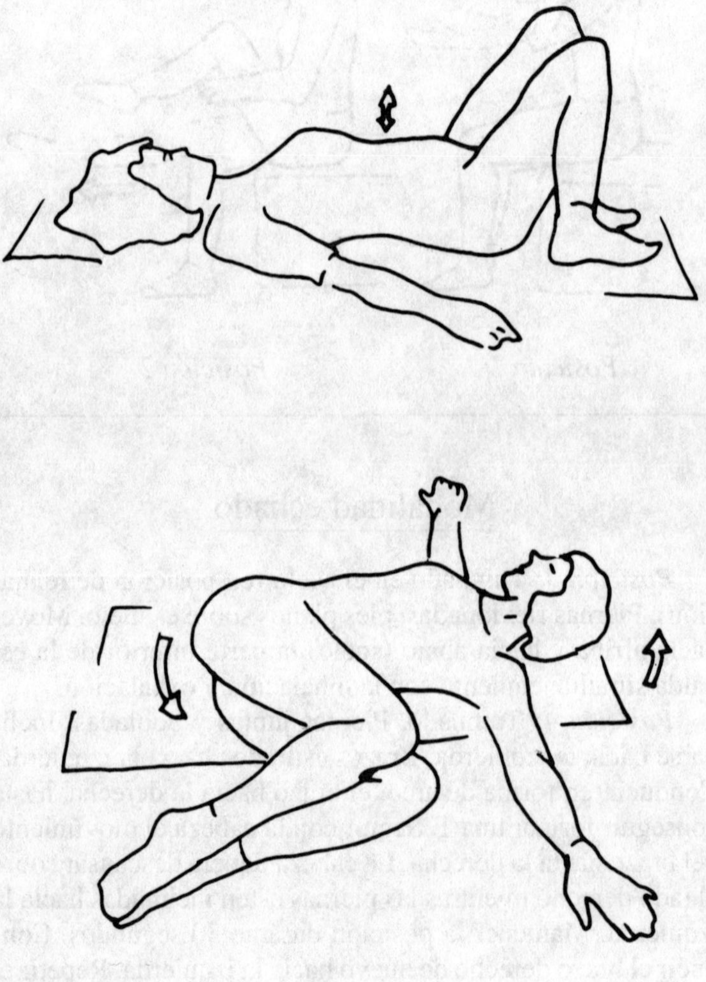

Posición 4

Modalidad en vertical

Posición 5: En pie. Posición vertical. Manos junto a las piernas. Pies un poco separados. Coincidiendo con la inhalación levantar los brazos a la altura del cuello. Exhalar y conducir lentamente los brazos a la posición inicial.

Posición 6: En pie. Posición vertical. Levantar los brazos por encima de la cabeza y elevar los pies hasta apoyarse sobre los dedos. Exhalar simultáneamente. Inhalar a la vez que brazos y pies vuelven a su posición inicial.

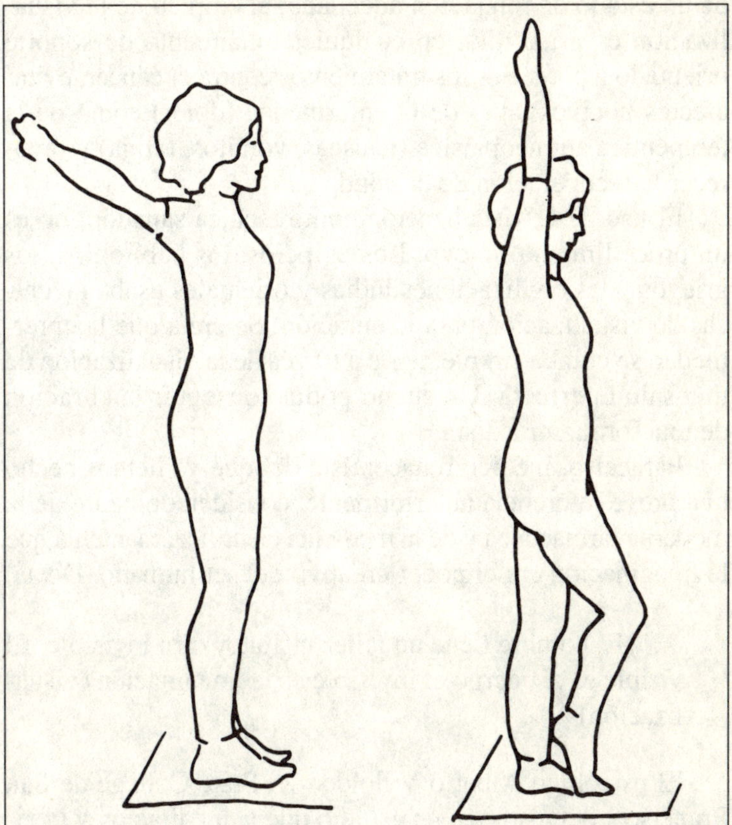

Posición 5 *Posición 6*

Visualización

Como técnica dirigida a estimular y facilitar la sanación, la visualización constituye un procedimiento de incalculable valor en el restablecimiento de la salud. Apoyada en la relajación, la visualización consiste en la utilización de imágenes mentales que representen un objetivo concreto a conseguir. Se basa en la idea de que la repetición continuada de una imagen mental de aquello que se quiere facilita el que realmente ocurra. Combinada con la respiración abdominal o cualquier otro tipo de técnica que facilite la adquisición de un estado de relajación adecuado, el empleo de la visualización es primordial en cualquier tratamiento de soporte orientado a potenciar los tratamientos contra el cáncer, evitar efectos nocivos tanto de la enfermedad (dolor) como de la terapéutica antineoplásica (náuseas, vómitos, fatiga) y favorecer la recuperación de la salud.

El uso de la visualización como técnica sanadora no es un procedimiento nuevo. Los egipcios, los babilonios, los griegos y las civilizaciones indias y orientales usaban técnicas de visualización para la curación. Se creía que la enfermedad se curaba simplemente a través de la visualización de una salud perfecta. Un sueño podía conseguir la curación de una forma inmediata.

Paracelso, médico renacentista del que ya hemos hecho una breve referencia anteriormente, considerado padre de la moderna farmacopea y de la medicina científica, mantenía que la imaginación era el poder creativo del ser humano. Decía:

> «El hombre tiene un taller visible y otro invisible. El visible es el cuerpo el invisible es la imaginación (visualización)».

El psicólogo Alberto Villoldo, del State College de San Francisco, demostró en un estudio que la meditación y la visualización potenciaban la reacción de los glóbulos blancos de la sangre y la eficiencia de la respuesta hormonal.

Las técnicas de visualización (parte esencial de mi trabajo con los enfermos de cáncer) así como su uso continuado pueden, no sólo llegar a favorecer la recuperación de la salud, sino también facilitar un mayor conocimiento de uno mismo y propiciar la estimulación de cambios positivos para la vida.

Una paciente me comentaba cómo desde que practicaba la visualización las relaciones con sus hijos habían experimentado una increíble mejoría. Dudaba de si habrían sido estos ejercicios los que le habían ayudado realmente a recuperar la salud. Ella más bien atribuía su curación al intensivo tratamiento al que se había sometido, pero no negaba en ningún momento los beneficios que le había aportado la práctica diaria de los ejercicios de relajación y visualización. Afirmaba que gracias a ellos había conseguido conocerse más a sí misma y había aprendido a eliminar hábitos y actitudes de relación poco positivos y considerados por ella de difícil eliminación.

La visualización suele efectuarse en tres pasos:

1. Alcanzar un nivel de relajación adecuado (10-20 minutos).
2. Visualizar.
3. Recuperar el estado de alerta.

En el momento de iniciar los ejercicios de visualización los pacientes acostumbran a recibir las siguientes instrucciones:

1. Colocarse en una posición confortable.
2. Procurar que el ambiente sea tranquilo y libre de distracciones.
3. Iniciar la relajación por medio de un procedimiento adecuado a esta finalidad (Respiración abdominal, relajación muscular progresiva, meditación...).
4. Una vez conseguido un estado de relajación adecuado (la aplicación del biofeedback simultáneamente a la relajación puede demostrar ese estado) crear en la mente imá-

genes perfectas, como si se estuviera viendo una fotografía, que representen el objetivo a conseguir. Es importante adquirir la práctica de visualizar. Cuantas más veces se practique mayor será la posibilidad de visualizar correctamente.

Se considera que 20 minutos de visualización diarios son suficientes para beneficiar nuestro estado de salud físico y mental.

Lo principal en un ejercicio de visualización dirigido a combatir una enfermedad y reforzar la terapéutica aplicada para ello es intentar trasmitir un mensaje al cerebro (a través de una imagen) de la forma más clara posible a la vez que se experimenta la sensación de que realmente se está contribuyendo a la sanación.

Relajarse, visualizar y sentir cómo la quimioterapia entra en el organismo, lo recorre y a su paso elimina, a través de su ingesta, las células cancerosas, así como imaginar el posterior restablecimiento, es una representación mental aconsejada mientras la persona afectada de un cáncer se encuentra bajo tratamiento quimioterapéutico o bajo la radioterapia o cualquier otro tipo de terapéutica. Entrenar al paciente en el uso de la visualización como método de preparación a la cirugía está convirtiéndose en una costumbre en la práctica médica habitual.

Al visualizar, el paciente de cáncer permite la introducción de expectativas positivas al imaginar lo que se desea que ocurra. Las expectativas positivas inducen, al mismo tiempo, el desencadenamiento de actitudes y actuaciones favorecedoras de la salud. Si uno confía en lo que ve, es evidente que automáticamente se rechazan pensamientos negativos sobre la enfermedad y sus posibilidades de curación a la vez que se estimulan conductas participativas, dispuestas a colaborar. El paciente centra su atención en aspectos positivos en vez de dejarse arrastrar por el pesimismo y la desconfianza.

Ya hemos mencionado anteriormente cómo deben ser las

imágenes mentales creadas para que sean lo más efectivas posibles (Simonton). Entre mis pacientes, aunque casi todos intentan más o menos seguir estas reglas, cada uno practica una manera particular de visualizar. Las imágenes pueden ser realistas o simbólicas. Un paciente puede visualizar la imagen más o menos supuesta de su tumor. Imaginar la entrada del tratamiento, la destrucción de las células cancerosas, su expulsión y finalizar la sesión imaginándose recuperado y, sin embargo, otro paciente puede identificarse más con visualizaciones o imágenes abstractas, menos realistas pero no por ello menos eficaces, como por ejemplo imaginar el interior de su cuerpo como un campo de flores (células sanas) en el que existen algunas secas y marchitas (células cancerosas) y visualizar que uno mismo, con la ayuda de una escoba (tratamiento), las está barriendo y expulsando fuera del jardín (curación).

Una paciente diagnosticada de leucemia y a la que su oncólogo le animaba a practicar la visualización como una manera de estimular la sanación después de haber observado la notable mejoría que había experimentado esta mujer desde que iniciara la puesta en marcha de estos ejercicios (los leucocitos habían sufrido una estimable e impredecible mejoría) me explicó que acostumbraba imaginarse la quimioterapia corriendo por el torrente sanguíneo al igual que la corriente de un río bajando por su caudal a gran velocidad, arrastrando piedras y pedruscos a su paso, que ella identificaba con las células cancerosas. Las imaginaba corriendo por la pendiente hasta desaparecer por vías habituales de expulsión (riñón, hígado, orina). La imagen que quedaba del río limpio y claro le hacía pensar en la recuperación de su salud.

Otro paciente me comentó que se imaginaba su cáncer de pulmón como una pequeña hamburguesa que quedaba reducida a la nada por la proyección incesante de radiaciones que recibía en cada una de las sesiones de radioterapia a las que se sometía, por prescripción médica, como medio de conseguir la remisión de su enfermedad. La observaba desintegrarse hasta el punto de desaparecer.

En algunos casos los pacientes encuentran serias dificultades para visualizar. Divagan en pensamientos que poco tienen que ver con el objetivo de la visualización y se ven incapaces de concentrarse en el ejercicio en sí. Si así sucede, debe averiguarse cuál es el verdadero motivo de la falta de concentración. Conviene saber si es debida simplemente a la falta de práctica y a la costumbre de pensar en muchas y variadas cosas a la vez o si en realidad se debe al miedo, o al dolor que invade al enfermo de cáncer y le impide pensar de una manera positiva acerca de su situación. En ese caso sería precisa una nueva reestructuración de las ideas que sobre la enfermedad y su tratamiento pueda tener el paciente.

La visualización confiere una cierta seguridad al proceso de recuperación. Permite, por unos minutos, la proyección de expectativas positivas y la probabilidad de que éstas permanezcan una vez finalizados los ejercicios de relajación y visualización.

Un aspecto importante de la visualización es llegar a sentir el tratamiento como un aliado y nunca como un enemigo. Los pacientes convencidos de que la terapéutica elegida es la apropiada para alcanzar de nuevo la curación y se sienten seguros de ella tienen menos probabilidades de sufrir efectos secundarios que los que la consideran tóxica y tremendamente perjudicial. Recibirla con miedo es afrontarla con miedo y es seguro que en ese caso poco puede hacer el paciente por estimular los efectos positivos del tratamiento y confiar en sus posibilidades potenciales de curación. La visualización de un tratamiento efectivo suele ir seguida de la creación de imágenes que representan la fortaleza de las defensas (leucocitos), así como de la expulsión de las células cancerosas fuera del organismo y la visualización de uno mismo en estado de salud.

El establecimiento de metas es también una manera de proporcionar una mayor firmeza a la idea de la recuperación e intensificar la fe en la curación y el deseo de vivir. Dedicarse a la consecución de nuevas metas o simplemente no prescindir de las que ya se tenían marcadas previamente al diagnóstico de la enfermedad, incrementa las expectativas positivas y fija un camino dirigido, realmente, a la curación. Las metas proporcionan confianza, y la confianza, a su vez, conlleva la toma de responsabilidades por parte del paciente dirigidas a la consecución de sus metas establecidas. La incapacidad para establecer o fijar metas concretas, ya sean a corto o largo plazo, reflejan el miedo y la inseguridad del paciente en sus posibilidades de vivir.

Los Simonton en *Recuperar la salud* proporcionan la siguiente guía como práctica para la visualización:

1. Vaya a una habitación tranquila con luz suave. Cierre la puerta, siéntese en una silla cómoda con los pies apoyados en el suelo y cierre los ojos.
2. Sea consciente de su respiración.
3. Inicie algunas respiraciones profundas y al exhalar repita mentalmente la palabra «relájate».
4. Continúe con el ejercicio de relajación escogido (respiración abdominal, relajación progresiva).
5. Imagínese a usted mismo en un lugar agradable y natural donde todo supone una gran comodidad.
6. Continúe imaginándose a sí mismo en este lugar relajante durante dos o tres minutos.
7. Visualice el cáncer, ya sea de modo realista o simbólico. Piense en que está constituido por células muy débiles y confusas. Recuerde que nuestros cuerpos destruyen las células cancerosas miles de veces a lo largo de la vida. Cuando se represente al cáncer, tenga en cuenta que la recuperación requiere que sus defensas corporales vuelvan a un estado natural y saludable.
8. Si está recibiendo tratamiento en la actualidad, imagine la introducción del tratamiento en su organismo en una forma que sea comprensible para usted. Si está recibiendo radioterapia, imagine un haz de millones de proyectiles que golpean todas las células que se encuentran a su paso. Las células normales pueden reparar cualquier

daño que se les haga, mientras que las células cancerosas son débiles. Si está recibiendo quimioterapia, imagine que los fármacos penetran en su organismo por la corriente sanguínea. Imagine que esas sustancias químicas actúan como un veneno. Las células normales son fuertes e inteligentes y no absorben el veneno rápidamente. Pero las células cancerosas son débiles, por lo que necesitan muy poca cantidad para morir. Absorben el veneno, mueren y son expulsadas.

9. Imagine que los leucocitos de su sangre llegan a la zona donde está el cáncer, reconocen las células anormales y las destruyen. Los leucocitos son fuertes y agresivos. También son muy inteligentes. No tienen comparación con las células del cáncer y ganarán la batalla contra la enfermedad.
10. Imagine que se reduce el cáncer. Vea cómo las células muertas son transportadas por los leucocitos y eliminadas del cuerpo a través del hígado y los riñones, abandonándolo con la orina. Continúe viendo la reducción del cáncer, hasta que lo vea desaparecer.
11. Imagínese sano, libre de enfermedad, lleno de energía.
12. Imagínese a usted mismo alcanzando sus objetivos en la vida. Vea cómo alcanza sus objetivos, cómo los miembros de su familia están bien, cómo mejoran las relaciones con la gente de su alrededor ganando en significado.
13. Enfoque claramente sus prioridades en la vida. Recuerde que tener razones poderosas para estar bien le ayudará a estar bien.
14. Prepárese para abrir los ojos y abandonar el estado de relajación.
15. Abra los ojos y reanude sus actividades habituales.

Asegurarse de equilibrar las creencias que un paciente tiene acerca de su enfermedad previamente a la práctica de la relajación o la visualización favorecerá el uso periódico de estas técnicas así como su mayor efectividad.

Para finalizar con esta parte dedicada a la visualización y con el fin de ofrecer una ayuda para aquellos casos en los que existan interferencias que dificulten la adquisición y el dominio de esta técnica, propongo la realización de los ejercicios que, destinados a facilitar, mejorar o fortalecer la capacidad de visualizar, recogen Mike Samuels, doctor en medicina de la Facultad de Medicina de la Universidad de Nueva York y Nancy Samuels, asistente social en el Departamento de Salud y Bienestar de Nueva York en su libro *Ver con el ojo de la mente.* Análogos a los empleados por médicos, psicólogos, yoguis e incluso artistas para enseñar paulatinamente la técnica en visualización, estos ejercicios son:

Primer ejercicio

Intentar visualizar un objeto pequeño, sencillo y de dos dimensiones, como por ejemplo un triángulo. (Visualización de formas en blanco y negro).

Pasos

Haga unas cuantas respiraciones profundas y relájese. Mire fijamente el dibujo del triángulo durante un minuto o hasta que se sienta familiarizado con él. Cierre los ojos e imagine que aún está mirando la página. Vea el triángulo. Permita que sus ojos lo recorran como hizo cuando lo estaba mirando. Abra los ojos y mire otra vez el triángulo. Compare la imagen del dibujo con la que usted visualizó. Cierre otra vez los ojos y vuelva a visualizar el triángulo.

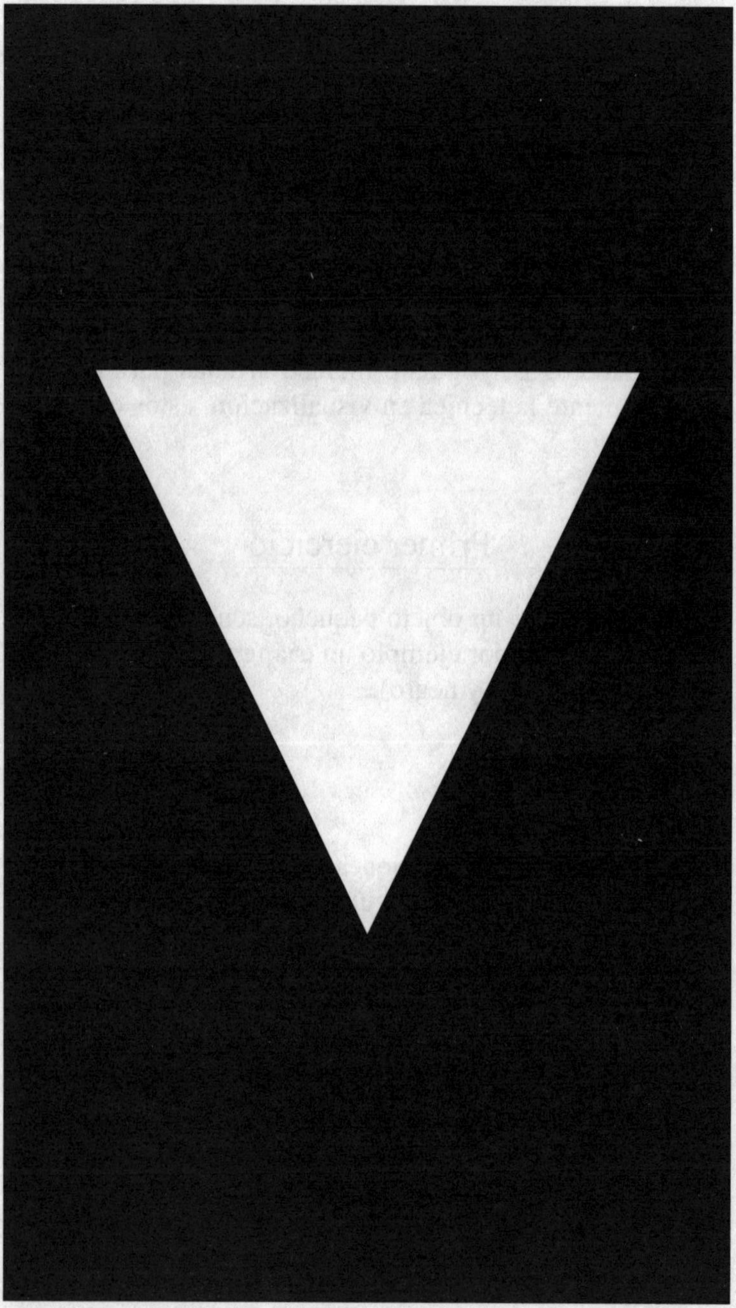

Segundo ejercicio

Visualizar un objeto sencillo, conocido y tridimensional, como una manzana, una flor o una taza. (Se introduce el color, la textura).

Pasos

Coloque una manzana u otro objeto escogido a medio metro de usted. Vea la manzana tal como es, sin objetos alrededor que le confundan o le distraigan. Tome unas respiraciones profundas y relájese. Mire ahora directamente la manzana hasta que sienta que la conoce bien. Imagine que sigue viendo la manzana. Vea la manzana en su pantalla mental, en el ojo de su mente. Recorra la imagen como hizo cuando estaba mirando la manzana con los ojos abiertos. Observe la forma, el color, la textura, los matices, las irregularidades. Abra los ojos. Compare la imagen interna con la externa. Observe cualquier aspecto del que no fuera consciente cuando visualizaba. Cierre otra vez los ojos y repita el ejercicio.

Tercer ejercicio

Visualizar una imagen del recuerdo como por ejemplo la habitación de la infancia. Así como los ejercicios anteriores consistían en la visualización de imágenes de recuerdos muy recientes formadas a partir de objetos presentes en el mundo exterior este ejercicio implica la visualización de una imagen de recuerdo lejana y el desplazamiento mental al interior del lugar visualizado.

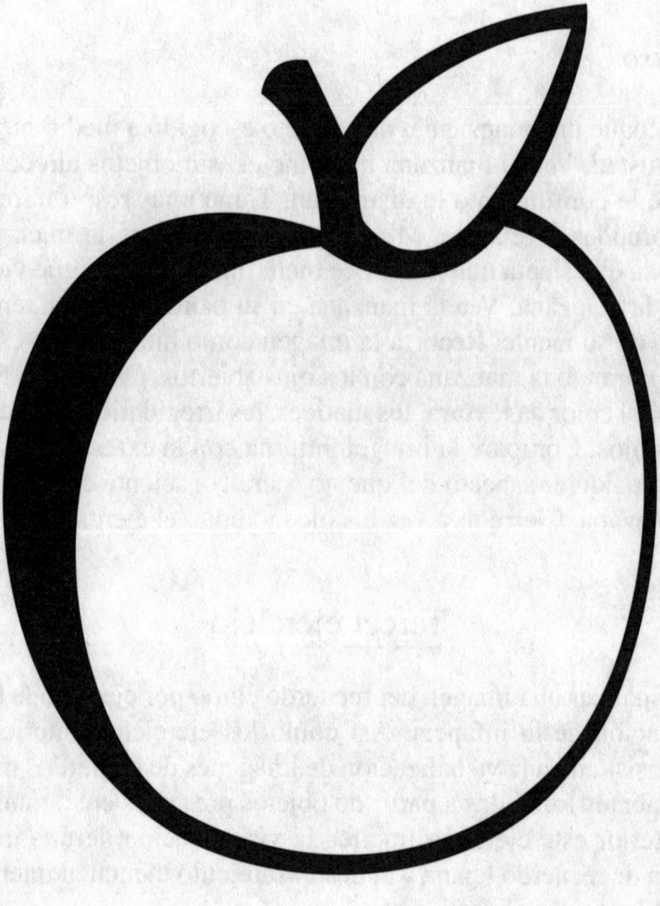

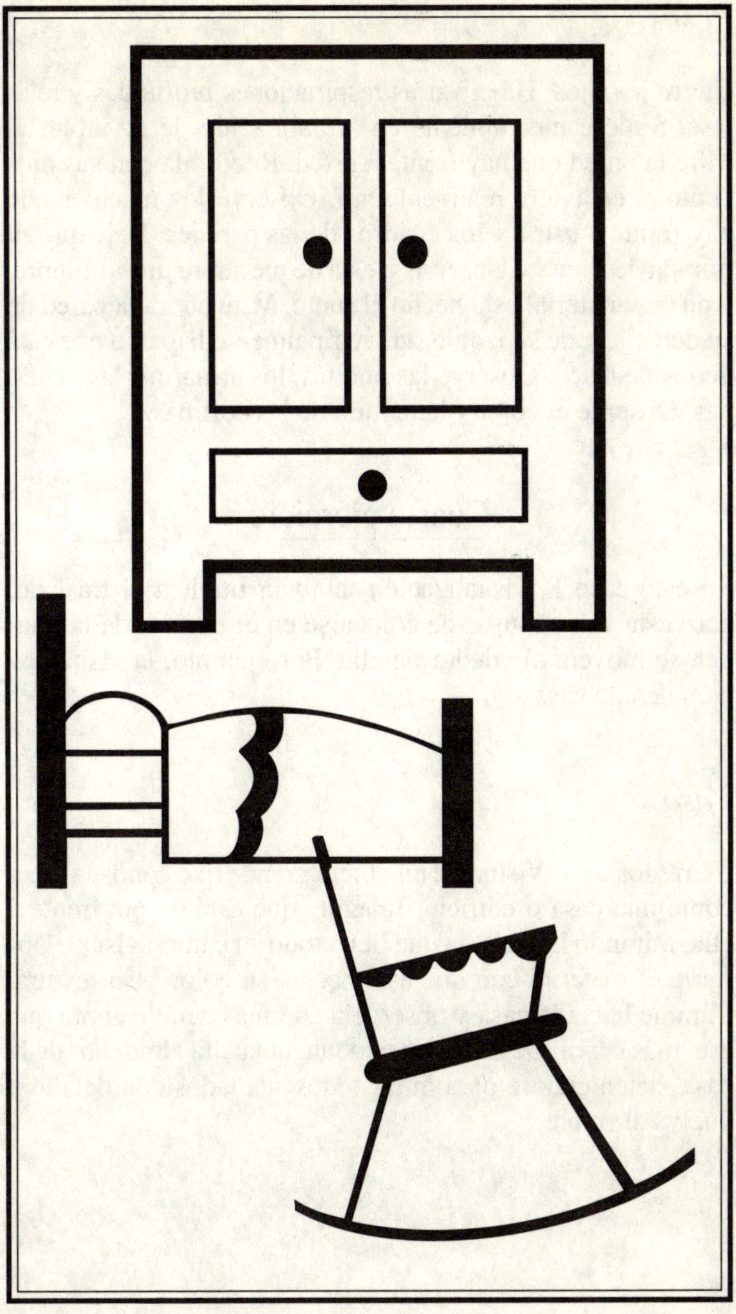

Pasos

Cierre los ojos. Haga varias respiraciones profundas y relájese. Sitúese mentalmente en la habitación de su infancia. Mirc la pared que hay frente a usted. Recórrala con sus ojos como si estuviera realmente allí. Observe los muebles que hay frente a usted y los cuadros de las paredes. Deje que su mirada descienda. Observe si está de pie sobre una alfombra, o de que material está hecho el suelo. Mire ahora la pared de su derecha... de su izquierda... y finalmente la pared que está detrás de usted. Observe las puertas, los armarios, las ventanas. Observe el color y la textura de las cortinas.

Cuarto ejercicio

En este caso la visualización también implica el traslado, pero esta vez en lugar de colocarse en el interior de la imagen se moverá alrededor de ella. Por ejemplo, la visualización de una casa.

Pasos

Cierre los ojos. Visualice un objeto grande que conozca bien, como una casa o edificio. Imagine que está de pie frente a ella, mirando la fachada que llena todo su campo visual. Observe el material con que está hecha, su color y su textura. Camine hacia la casa y obsérvela con más detalle ahora que está más cerca. Dé ahora lentamente la vuelta alrededor de la casa, deteniéndose para mirar todos sus lados con detalle y vuelva al frente.

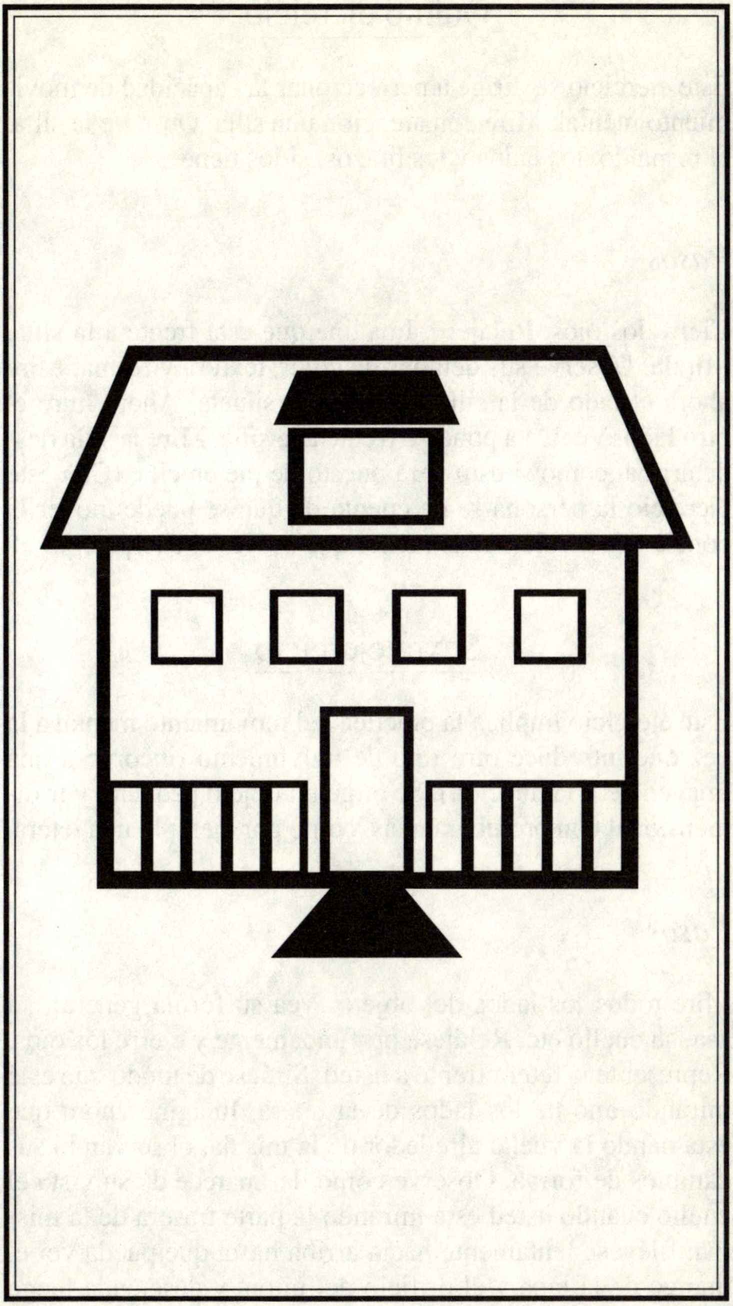

Quinto ejercicio

Este ejercicio se dirige a perfeccionar la capacidad de movimiento mental. Mire con atención una silla. Observe la silla, el respaldo, los lados y los brazos, si los tiene.

Pasos

Cierre los ojos. Relájese. Imagine que está frente a la silla. Mírela. Observe sus detalles de color, textura y forma. Mire ahora el lado de la silla, observe su silueta. Ahora mire el otro lado. Vuelva a ponerse frente a la silla. Mire la silla desde arriba, como si estuviera puesto de pie en ella. (Con este ejercicio la persona se da cuenta de que se puede mover la conciencia a voluntad sin tener que mover el cuerpo).

Sexto ejercicio

Este ejercicio implica la práctica del movimiento mental a la vez que introduce otro tipo de movimiento (incorpora una imagen de imaginación). Se elige un objeto pequeño y tridimensional con protuberancias, como por ejemplo una tetera.

Pasos

Mire todos los lados del objeto. Vea su forma general, su asa, su cuello etc. Relájese profundamente y cierre los ojos. Represente la tetera frente a usted. Sitúese de modo que esté mirando uno de los lados de la tetera. Imagine ahora que está dando la vuelta alrededor de la misma, observando sus cambios de forma. Observe cómo desaparece de su vista el cuello cuando usted está mirando la parte trasera de la misma. Elévese lentamente hacia arriba hasta que pueda ver el mango de la tapa y el orificio del pitón, y descienda luego

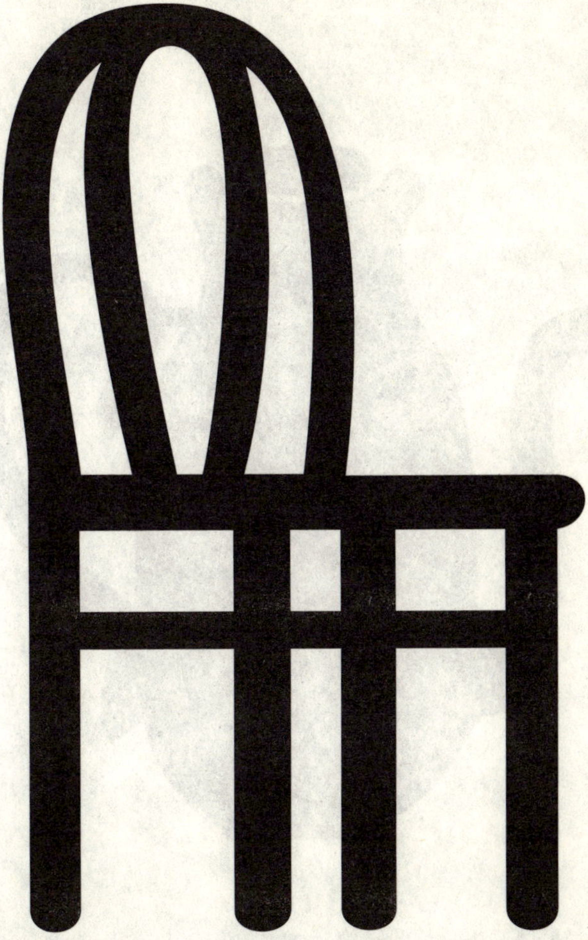

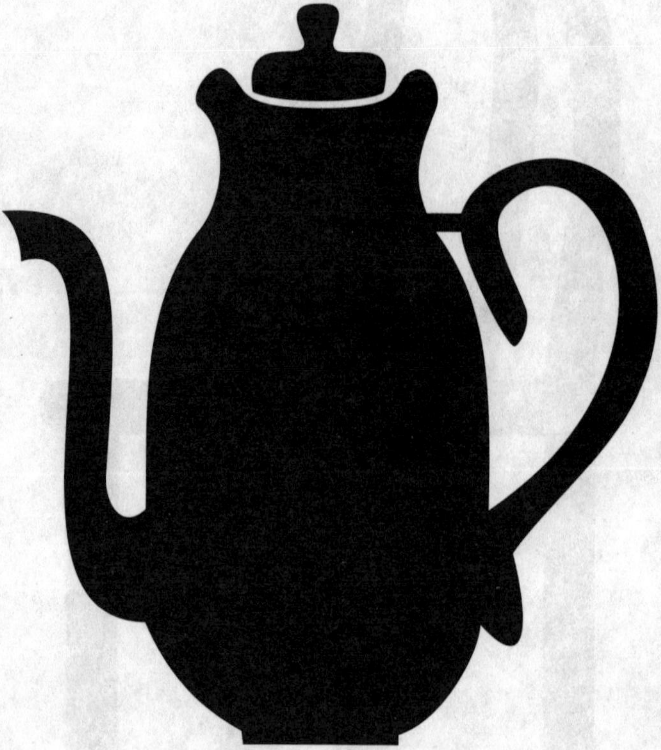

hacia la parte inferior hasta que la tetera quede al nivel de sus ojos. Imagine ahora que la tetera está girando lentamente frente a usted, mientras que usted permanece inmóvil. Observe de nuevo los cambios de forma a medida que la tetera gira. (Se introduce una imagen de imaginación. Se imagina que la tetera está girando aunque no se haya visto girar en la realidad).

Séptimo ejercicio

En este ejercicio se mezclan imágenes de recuerdo y de imaginación.

Pasos

Vuelva mentalmente a la habitación infantil visualizada anteriormente. Oriéntese en la habitación. Represente las paredes contra usted y recórralas hasta que encuentre un interruptor de la luz. Enciéndalo. Observe la luz, observe cómo brilla la bombilla. Apague y encienda la luz unas cuantas veces, mirando cómo la bombilla se enciende y se apaga. Ahora diríjase mentalmente a una mesa. Tome algún objeto que haya sobre ella, como un libro, una revista, un lápiz. Déle unas cuantas vueltas, mírelo. Colóquelo otra vez sobre la mesa. Imagine ahora que ese objeto empieza a flotar ante usted, como si no pesara nada. Observe cómo flota, pasa por delante de sus ojos y se acerca al techo. Obsérvelo ahora descender y posarse suavemente en la superficie de la mesa. (En este ejercicio se intenta desarrollar el control sobre las propias imágenes visuales).

Octavo ejercicio

En este ejercicio se trata de jugar con los objetos y con sus características con la intención de ampliar nuestra capacidad de transformar las imágenes durante la visualización.

Pasos

Visualice un globo rojo desinflado. Sople mentalmente por la boquilla hasta que esté medio lleno, pero que ya haya adquirido la forma redondeada. Hágale un nudo. Tire el globo por el aire. Cuando esté cerca del techo, haga que se detenga allí.

Noveno ejercicio

Este ejercicio consiste en la visualización de uno mismo.

Pasos

Cierre los ojos. Relájese. Mentalmente véase a sí mismo. Observe su cara. Sus ojos, su nariz, su boca. Mire ahora el resto de su cuerpo. Sus manos, sus brazos, sus piernas, sus pies. Obsérvese haciendo alguna de sus actividades habituales como por ejemplo, al igual que el ejercicio anterior, contestando al teléfono. Oiga su voz, su tono. Obsérvese dando por finalizada la conversación.

Décimo ejercicio

En este ejercicio se intenta involucrar en la visualización todos los sentidos físicos con el fin de que las visualizaciones adquieran una mayor realidad.

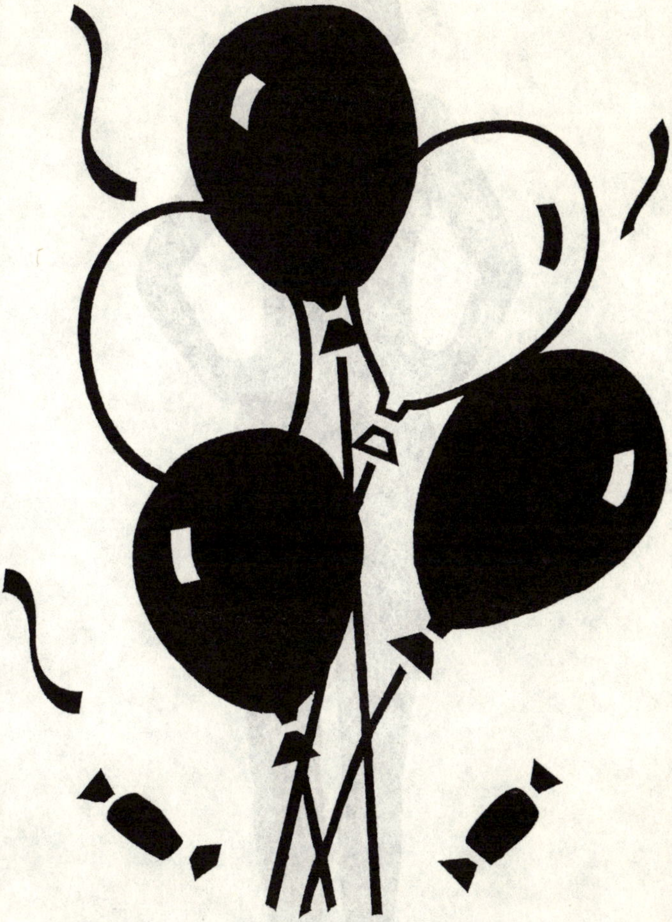

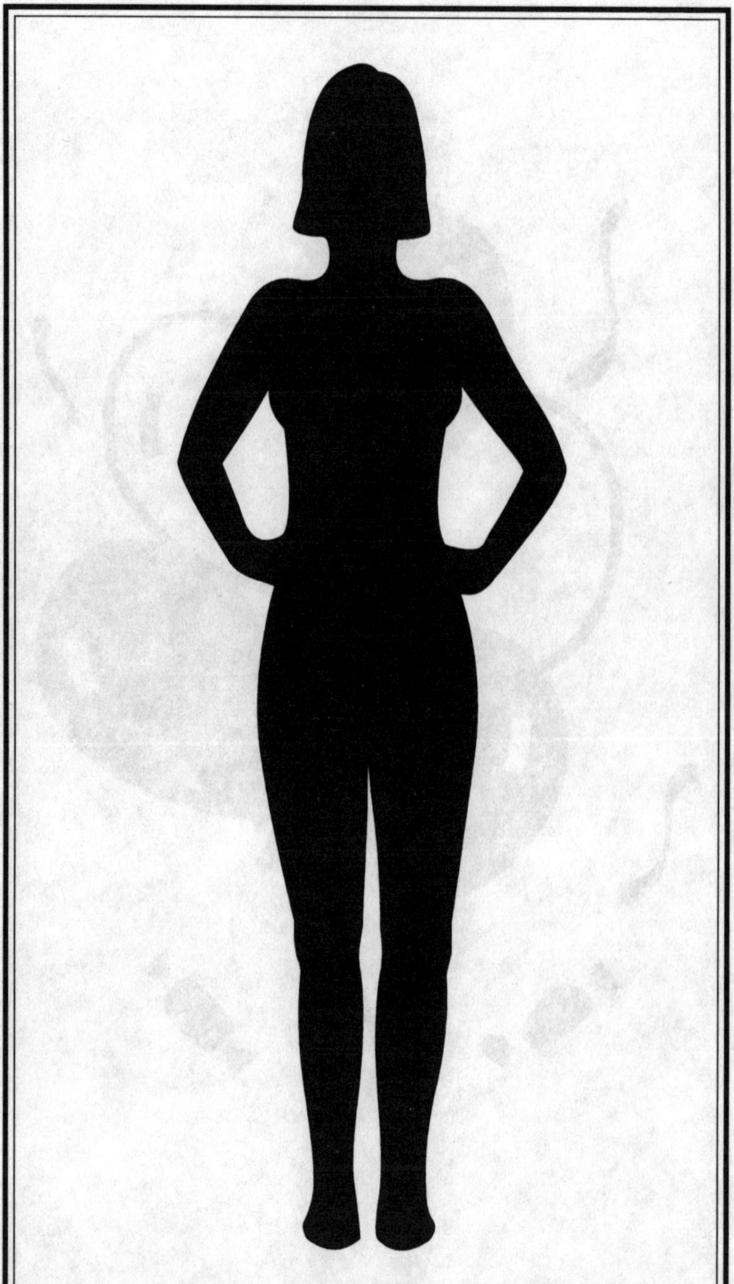

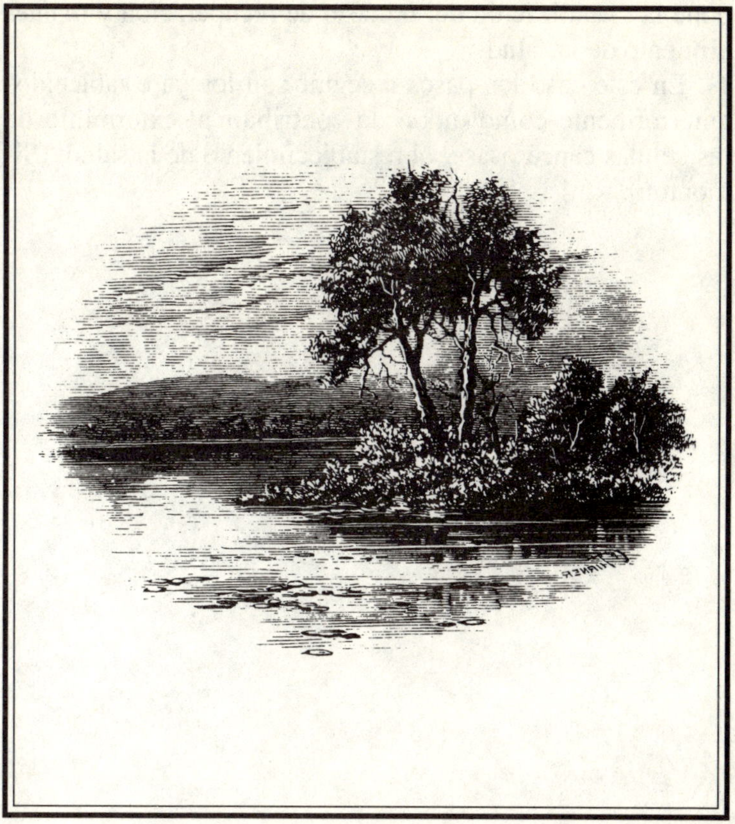

Pasos

Cierre los ojos. Visualice una escena tranquila y agradable de su pasado ya sea en su casa, en el campo o en la playa. Observe las cosas que le rodean. Perciba los olores, los sonidos de su alrededor. Disfrute de esas sensaciones.

Último ejercicio

Este ejercicio va dirigido a la visualización de aquello que el paciente espera o desea conseguir. En la práctica clínica supone la visualización del proceso de recuperación y mantenimiento de la salud.

En este caso los pasos a seguir son los ya establecidos anteriormente como modo de contribuir al exterminio de las células cancerosas y el restablecimiento de la salud. (Simonton).

Terapia de control cognitivo

La terapia de control cognitivo como técnica de modificación conductual aplicada a la oncología pretende favorecer un cambio de pensamiento, por supuesto, enfocado hacia el positivismo y la esperanza, en la manera de interpretar y entender la enfermedad por el paciente de cáncer siempre y cuando el paciente se encuentre aturdido por el bombardeo incesante en su mente de pensamientos, creencias, ideas o conceptos, deformados, irracionales o inapropiados acerca de su enfermedad y su verdadera situación.

La terapia de control cognitivo suele combinarse alternativamente con el uso de técnicas encaminadas al entrenamiento en «habilidades» para afrontar y manejar situaciones «problema», como en este caso puede suponer enfrentarse a una enfermedad castigada, a veces injustamente, con el adjetivo permanente de terminal.

Si bien, en ningún momento, se pretende minimizar la importancia de la enfermedad, es evidente que sí la tiene, ni acusar al paciente de perturbaciones emocionales injustificadas (miedo, ansiedad, depresión) sí se debe reconocer que existe en el enfermo de cáncer una cierta tendencia a dramatizar y exagerar la situación influido, más por los errores de interpretación que sobre el cáncer pueda tener un paciente, que por la propia evolución de la enfermedad.

La terapia racional emotiva (TRE) fue formulada por el psicólogo clínico Albert Ellis (1962). Los trabajos sobre terapia cognitiva aplicada a la depresión desarrollados por Aarón Beck, también psicólogo, y la terapia de solución de problemas de d'Zurilla constituyen una referencia constante en mi trabajo con los pacientes de cáncer.

Ellis, convencido de que la rigidez y el dogmatismo constituyen la principal causa de las alteraciones emocionales y defensor, por influencia de la filosofía estoica (Epicteto y Marco Aurelio), de la idea de que las personas se perturban, muchas veces, no por los acontecimientos que en sí se presentan en su vida sino por la manera de interpretarlos, elabora la Terapia Racional Emotiva apoyado en la búsqueda incesante de un tratamiento más efectivo como terapéutica a las alteraciones emocionales a cuyo origen atribuye formas de pensamiento erróneo o irracional que impiden, dificultan y obstaculizan la consecución de metas básicas para el bienestar emocional de la persona. (En referencia al cáncer aceptar el diagnóstico, seguir las prescripciones médicas y participar activamente en la batalla contra la enfermedad).

De acuerdo con las afirmaciones de Senescu (1963) y en relación a mi práctica clínica general este tipo de asistencia psicológica sería necesaria en las circunstancias siguientes:

1. Cuando las reacciones emocionales del paciente le impidan buscar tratamiento, cooperar en él o interfieran en el mismo.
2. Cuando el comportamiento del paciente le provoca más dolor y malestar que la propia enfermedad, o incrementa innecesariamente el dolor o malestar producidos por ella.
3. Cuando las reacciones emocionales del paciente perturban actividades que sin ellas serían posibles, tales como llevar a cabo un trabajo profesional, leer un libro o mantener contactos sociales, y conducen al individuo a prescindir de muchas de sus fuentes habituales de gratificación.
4. Cuando sus reacciones emocionales se manifiestan en forma de síntomas psiquiátricos convencionales.

Conceptualizar la idea de la relevancia de las cogniciones en el estado anímico de un paciente y como consecuencia en el correcto funcionamiento del organismo, identificar y reconocer las creencias deformadas a cerca de la enfermedad y su tratamiento, incitar su análisis y provocar su destierro constituye la base principal de esta terapia que en definitiva persigue como terapéutica complementaria al tratamiento del cáncer los siguientes objetivos:

1. Distinguir o identificar las emociones o conductas que interfieren con la idea de curación y entorpecen el proceso de sanación.
2. Debatir sobre ellos y procurar su relevo por formas de pensamiento positivas y acordes con la imagen de curación.
3. Fortalecer los pensamientos positivos. Procurar su mantenimiento y despertar un grado óptimo de colaboración junto con la adquisición de valores y actitudes encauzadas hacia el camino de la salud.

A modo de referencia y para aportar un mayor conocimiento sobre ella, aunque con algunas diferencias con respecto al tratamiento de apoyo dirigido a los pacientes de cáncer y adaptadas a la Psicología Oncológica, la Terapia Racional Emotiva, aún cuando la discusión o el debate constituye por excelencia su procedimiento más utilizado, emplea, además, como medio para conseguir sus objetivos, técnicas puramente cognitivas, conductuales o emotivas.

Técnicas puramente cognitivas

1. Entrenamiento en detección de creencias irracionales. Registro de la frecuencia de los pensamientos o actitudes negativas con respecto a la enfermedad y situación particular del paciente.

Por medio de un gráfico se propone al paciente efectuar un registro de las emociones o pensamientos negativos (miedo, ansiedad, ira, resentimiento, culpa, soledad etc.) que surgen en su mente a lo largo del día. Se le pide, también, que intente darle un valor entre 0 y 10 a la intensidad de la emoción.

Ejemplo

M I E D O

Intensidad mínima	Intensidad media	Intensidad máxima
0	5	10

2. Técnicas de persuasión verbal. (Entre las más utilizadas por la TRE destacan las que los autores Harrel, Beiman y La Pointe (1990) acuñan bajo la denominación de Técnicas didácticas de persuasión). A través del debate entre el paciente y el terapeuta se pretende determinar la validez de las creencias negativas del paciente de cáncer con respecto a su enfermedad. Entre las más importantes destacan:

- Análisis y evaluación lógica de la situación. Pese a que el razonamiento sobre la situación del paciente sea correcto, asumiendo la seriedad de la enfermedad, a menudo las conclusiones son precipitadas e incongruentes con la verdadera situación.
- Reducción al absurdo: En ocasiones los pacientes de cáncer, sin alcanzar un estado realmente avanzado de la enfermedad se muestran y se comportan como si se encontraran en fase terminal y es necesario conducirles

hacia el extremo para darse cuenta de la incongruencia de sus pensamientos. (Procurar no adelantar acontecimientos que muy posiblemente y gracias a una adecuada predisposición y al seguimiento de un buen tratamiento no tendrían por qué presentarse.)

- Análisis y Evaluación Empírica: Aportar pruebas o evidencias que avalen, en este caso, las posibilidades de curación del cáncer.
- Contradicción con el valor adecuado: Demostrar al paciente el mantenimiento de contradicciones en su repertorio de creencias. (Encontrarse estupendamente, tras un tratamiento efectivo y querer, sin embargo negar la realidad de que se está mejorando y continuar con actitudes de derrota sólo por el peso del diagnóstico. No creer en las posibilidades de curación.)
- Apelar a consecuencias negativas: Mostrarle al paciente que con sus actitudes o comportamientos negativos lo único que hace es interferir en su proceso de curación. (Demostrar la influencia de la ansiedad en la funcionalidad del organismo.)
- Apelar a consecuencias positivas: Mostrarle al paciente la repercusión del establecimiento de metas constructivas apoyadas en creencias positivas apropiadas y racionales.

3. Entrenamiento en autoinstrucciones: Repetir una serie de frases que hagan referencia al objetivo a conseguir con el fin de reforzar su creencia.
4. Distracción cognitiva: Invitar al uso de tareas distractoras que frenen la fijación de creencias irracionales invadiendo los pensamientos del paciente. (Leer, escuchar música, relajarse).

Técnicas conductuales

1. Entrenamiento en habilidades sociales. Entrenar al paciente en el desarrollo y adquisición de habilidades nue-

vas o conductas alternativas orientadas a la superación de determinados problemas como el miedo. La sensación de aislamiento, el sentimiento de soledad o dificultades de comunicación.

2. Entrenamiento en resolución de problemas: Resolver las dificultades que se presentan en el paciente a lo largo del enfrentamiento con la enfermedad. (Conflictos profesionales, matrimoniales, de relación, sexuales.)
3. Inversión del rol racional. Invitar al paciente a que adopte la postura de terapeuta mientras éste asume el rol del paciente y observar los consejos que en su lugar le daría el enfermo.
4. Exposición a las situaciones temidas: Conducir al paciente al enfrentamiento con las situaciones más temidas por él y debatir sobre ellas.

Técnicas emotivas

1. Imaginación Racional Emotiva: Emplear la visualización como medio de enfrentarse a las situaciones más temidas por el paciente y lograr su inversión.
2. Técnicas humorísticas: Intentar promover la ausencia de dramatismo y reducir las exageraciones del paciente con respecto a su enfermedad a través del empleo del sentido del humor.
3. Biblioterapia: Ofrecer la lectura de libros como forma de adquirir conceptos nuevos y cambiar las creencias.

La terapia cognitiva de Beck (1960) mantiene como principio base la idea de que la «percepción subjetiva» y la manera particular en que un individuo estructura sus experiencias, determina sus emociones y su conducta. (La incorporación del concepto de fatalidad asociado al cáncer, como resultado de condicionamientos previos basados en experiencias cercanas propias o por influencia de la opinión general puede interponerse en el establecimiento de creencias, actitudes y comportamientos adecuados e imprescindibles para recobrar la salud.)

Repitiendo que el diagnóstico de un cáncer sí puede ser razón suficiente para justificar reacciones emocionales adversas no cabe duda de que en muchas ocasiones estas reacciones, que normalmente acostumbran a ser bastante negativas, nacen como resultado de percepciones e interpretaciones erróneas basadas en presunciones adquiridas en el pasado.

Evaluar la situación en términos negativos conlleva la activación de esquemas contraproducentes que conducen irremediablemente a la adquisición de actitudes, conductas y pensamientos contrarios a los propios para, en relación al cáncer, lograr el restablecimiento de la salud.

Si un enfermo de cáncer está convencido de que su enfermedad es incurable, que los tratamientos además de largos y dolorosos son inefectivos y que por más que se someta a otras terapéuticas alternativas no se va a frenar su desarrollo y camino hacia la muerte, lógicamente, la motivación necesaria para estimular los deseos de luchar y participar en la recuperación a través de una adecuada colaboración quedará enterrada bajo el desánimo, el sufrimiento y la duda permanente.

Ejemplos de pensamientos deformados presentes y mantenidos en el pensamiento de muchos pacientes y como inferencia a condicionamientos anteriores serían:

Visión catastrófica

Esperar siempre el desastre aunque no haya razón médica que lo justifique.

Personalización

Compararse continuamente con los demás y siempre desde un punto de vista negativo. Comparar tratamientos, comparar evoluciones de enfermedad, comparar cirugías... etc.

Sobregeneralización

Extraer una conclusión general de un simple hecho. (Atribuir cualquier síntoma de malestar al avance de la enfermedad.)

Pensamiento polarizado

Las cosas se perciben en extremos. No existe término medio. O son blancas o negras. (Si es cáncer, es sinónimo de muerte.)

Filtraje

Resaltar los detalles negativos y magnificarlos y olvidar todos los aspectos positivos. (Hundirse por las consecuencias del tratamiento y no tener en cuenta su efectividad.)

La mayoría de estos pensamientos se deben a ideas ya preestablecidas en los pacientes de cáncer. Se podría afirmar que en muchas ocasiones hace más daño la palabra cáncer que la propia enfermedad.

Similar a los principios asumidos por la terapia racional emotiva de Ellis, la evaluación de las ideas inadecuadas, lograr el cambio y la sustitución de cogniciones negativas y provocar la modificación de conductas inapropiadas son, también, la base de la terapia cognitiva de Beck.

El uso de las técnicas puramente cognitivas combinadas con técnicas conductuales constituyen el procedimiento habitual para incrementar la efectividad de este tipo de terapia. (La modificación de conducta puede ser un medio para llegar a la modificación cognitiva.)

Técnicas conductuales

1. Programación de actividades: La programación de actividades o el uso de tareas tiene como objetivo promover un aumento de las motivaciones del paciente con el fin de contrarrestar los estados de depresión y la falta de actividades participativas frecuentes en una gran cantidad de pacientes.
2. Práctica cognitiva: Invitar al paciente a imaginar y describir, en detalle, cada uno de los pasos a efectuar en la realización de una tarea específica con la finalidad de contrarrestar la tendencia a la divagación y falta de concentración típicas del paciente deprimido y excesivamente preocupado, obligándole a prestar atención e identificar y resolver los obstáculos (emocionales, conductuales o ambientales) que pudieran interferir en la realización de la tarea específica a ejecutar.
3. Entrenamiento asertivo: Como técnica para reducir las alteraciones emocionales del paciente de cáncer (ansiedad, depresión, miedo) el entrenamiento asertivo proporciona al paciente puntos de vista alternativos como medio para cambiar sus pensamientos y actitudes negativas. Se centra en el entrenamiento de dos habilidades específicas: La interrupción de pensamiento negativos y su sustitución por otros más positivos asertivos y constructivos. Al adquirir estas habilidades la persona se ve capaz de enfrentarse a pensamientos que antes conducían a la desesperación (ansiedad, depresión, miedo).

Técnicas cognitivas

1. Entrenamiento en observación y registro de cogniciones.

Pasos

Definir qué se entiende por cognición (pensamientos o valoraciones subjetivas de un individuo acerca de una situación aun cuando éstos no correspondan al valor real de la situación).

Demostración de la relación entre pensamiento, emoción y conducta a través del uso de ejemplos concretos.

Recordar las cogniciones o pensamientos negativos.

Registro de las cogniciones negativas.

Revisar las cogniciones negativas y examinar el contenido de las mismas.

2. Técnicas de reatribución: dirigida a incrementar la objetividad del paciente se emplea en aquellos casos en los que el paciente se enfrenta a su situación de forma poco realista o se atribuye la responsabilidad de cualquier evento negativo.

3. Técnica de conceptualización alternativa: Pretende contrarrestar la tendencia de los pacientes a considerar los problemas como irresolubles y ayudarle a encontrar tantas soluciones alternativas como sean posibles.

4. Técnicas para modificar imágenes: Detección y modificación de imágenes o fantasías asociadas a sensaciones de malestar que incrementan la desazón del paciente. Las imágenes que un paciente tiene acerca de su situación proporcionan una valiosa información sobre las cogniciones que subyacen detrás de esas imágenes.

Beck y G. Emery en *Cognitive Therapy and Anxiety and Phobic Disorders,* Nueva York, (Terapia cognitiva, ansiedad y desórdenes fóbicos), describen las siguientes técnicas como método para modificar imágenes mentales:

1. Parada de imágenes: Se pide al paciente que en el mismo momento que comience una fantasía, un recuerdo o imagen desagradable que le provoque malestar emocional la interrumpa de forma inmediata a través de la utilización de términos verbales como decir «basta» o «stop» e iniciar su sustitución por imágenes que hagan referencia a situaciones agradables e interfieran con la aparición de imágenes negativas.
2. Repetición continuada: Si un paciente presenta grandes dificultades para interrumpir el curso de una imagen se le pide que repita incesantemente la misma imagen hasta conseguir una reducción de la sintomatología emocional.
3. Proyección temporal: Con el fin de facilitar una mayor objetividad se pide al paciente que intente situar la imagen de alto contenido emocional y motivo de malestar en un momento temporal distinto.
4. Imaginar metáforas: Representar mentalmente imágenes alternativas a la situación vivida.
5. Imaginación descatastrofista: Se le pide al paciente que, abrumado por imágenes negativas y catastróficas, intente incluir en la escena datos positivos y objetivos con la finalidad de proporcionar más realismo a la imagen.
6. Imaginación inducida: Para procurar un mayor control en las imágenes se pide al paciente que intente sustituir la imagen negativa por otra más neutra o positiva hasta alcanzar imágenes más adaptativas.
7. Repetición de metas: Imaginar conductas y acciones deseadas, incluyendo las autoinstrucciones positivas que le puedan facilitar su ejecución.
8. Imaginación positiva: Invitar al paciente a imaginar escenas agradables y positivas como técnica distractora y manera de reducir el tiempo dedicado al mantenimiento de imágenes negativas.
9. Imaginación de estrategias de afrontamiento *(coping):*

Se pide al paciente que se imagine a sí mismo haciendo frente a situaciones problemáticas empezando por la de menor contenido estresante y continuando con las que le siguen a la vez que va superando, a través de la visualización, cada una de las escenas.

Por último, en cuanto a las técnicas encaminadas a la resolución de problemas lo que se pretende es proporcionar o facilitar la adquisición o activación de conductas eficaces y favorecedoras al restablecimiento de la salud. Las variables en juego en relación a estas técnicas serían:

1. El reconocimiento y la calificación del problema. (Reconocer el miedo, la ansiedad, la depresión, la soledad, etc.).
2. Adquirir la habilidad para generar soluciones alternativas (elegir varias alternativas de control y solución del problema) y escoger la que mejor se adapte a las necesidades del enfermo (relajación, meditación, distracciones...).
3. Poner en práctica la alternativa escogida.
4. Verificar y valorar los resultados.

La combinación perfecta de los diferentes tipos de terapéuticas complementarias que hasta aquí se han expuesto, siempre y cuando exista una causa reconocida y asumida de desadaptación a la situación que impida la correcta participación del paciente en el proceso de curación y obstaculice su bienestar personal, son las que permitirán, a través de su práctica continuada, el correcto enfrentamiento con la enfermedad.

Terapias alternativas

No sería justo dejar de incluir en este libro un apartado que tuviera como tema principal las llamadas terapias alternativas al cáncer.

Han quedado suficientemente expuestos cuáles son los tratamientos que con mayor frecuencia utiliza la medicina convencional para conseguir una remisión de la enfermedad y que el paciente suele aceptar sin demasiadas vacilaciones. Pero existen casos en los que la persona enferma prefiere o se ve obligada a elegir procedimientos de curación alternativos, normalmente poco usuales y de poca aceptación por la clase médica tradicional, bien por una falta de confianza en ellos, bien porque la medicina ya no les ofrece ninguna posibilidad de curación.

En EE. UU. se considera terapia alternativa cualquier tratamiento que no haya sido aprobado por la Administración de alimentos y fármacos (Food and Drug Administration).

Debido, ante todo, a la toxicidad de los tratamientos convencionales y a los efectos secundarios colaterales, casi siempre desfavorables que conlleva, en algunos casos, su aplicación, el interés por las terapias alternativas va aumentando vertiginosamente entre los enfermos de cáncer e incluso entre la clase médica. Cada vez son más frecuentes los médicos que incluyen como complemento a los tratamientos convencionales terapias alternativas orientadas a potenciar los resultados de la medicina ortodoxa, estimular el funcionamiento de las defensas o favorecer la expulsión de las toxinas del cuerpo.

El doctor Robert Atkins en su libro *La revolución de la salud del Dr. Atkins* declara:

> «No podría volver a la práctica de la medicina ortodoxa: Sé que es demasiado limitada; hay demasiadas áreas en las que no puede entrar. Hay demasiadas personas a las que no puede ayudar. La medicina ortodoxa no es algo a descartar; es simplemente algo que añadir. Una vez que un médico sabe lo que pueden hacer los añadidos, su ética no le permitirá darles de lado».

El enfermo de cáncer es libre de escoger de qué modo quiere o prefiere ser tratado siempre y cuando se preocupe de buscar la máxima información posible para una toma de decisión acertada en cuanto al tratamiento de su enfermedad y esté absolutamente convencido de su elección. Tampoco es obligatorio tener que inclinarse por una u otra opción, medicina convencional o medicina alternativa, de manera que una excluya a la otra, ambas pueden complementarse perfectamente y aumentar la eficacia en el tratamiento.

En la terapéutica del cáncer la solución no consiste únicamente en atacar el tumor. Como ya se ha dicho en repetidas ocasiones muchos factores están implicados en su desarrollo y evolución y por lo tanto también deberán tenerse en cuenta todos ellos en el momento de intentar lograr la posibilidad de frenar la enfermedad. Cualquier elemento que pueda ayudar, aun cuando sólo fuera un supuesto, en el restablecimiento de la salud será válido como tratamiento de la enfermedad tanto si pertenece al campo de lo convencional como al de lo alternativo o mental.

En su libro *Las alternativas en la terapia del cáncer* los doctores Ross Pelton (farmacéutico, nutricionista) y Lee Overholser (practicante de la medicina holística) afirman:

«La mayoría de los pacientes de cáncer desean ponerse bien, pero lo que muchos de ellos entienden por ponerse bien es "Hazme igual que era antes de enfermar". Pero elementos del estilo de vida como fumar, una dieta pobre, la exposición a las radiaciones y venenos, la falta de ejercicio y el pensamiento negativo, son factores que causan o promueven el cáncer. La mayoría de los pacientes que consiguen curarse de cáncer hacen importantes cambios en su estilo de vida. Si atacamos el tumor sin mejorar el sistema subyacente, el cuerpo generalmente producirá nuevos tumores. Para algunos pacientes, una crisis de salud como el cáncer es el estímulo necesario que les fuerza a aprender sobre sí mismos y a descubrir cómo vivir una vida más sana y feliz. A través de un régimen terapéutico, que incluye un programa intensivo de desintoxicación, el reforzamiento del sistema inmunitario, apoyo nutricional y consejo, los pacientes pueden alentar a sus cuerpos a que se curen y recuperar el gozo de vivir».

Aun cuando las terapias alternativas no cuentan con una base experimental científica debido principalmente al escaso apoyo cedido por las instituciones que otorgan fondos para la investigación del cáncer, poco a poco se están convirtiendo en una opción más en el tratamiento del cáncer.

Guiada por la selección de terapias alternativas que los doctores Ross Pelton y Lee Overholser establecen en su libro anteriormente mencionado y por los no muy extensos conocimientos que haya podido adquirir a través de la lectura de otros libros o artículos, me voy a permitir hacer una breve referencia a algunas de estas alternativas, posiblemente las más nombradas y sobre las que mis pacientes me hayan mostrado un especial interés, con el fin de ofrecer una información que aunque ligera permita al paciente conocer sus características más relevantes (recomiendo la búsqueda de bibliografía en el supuesto de que exista un interés especial por este tipo de terapéutica).

Cartílago de tiburón

Se sabe que los tiburones, excepto en muy raras ocasiones, no enferman de cáncer. El doctor Carl Luer, biólogo marino, ha intentado durante años desarrollar células cancerosas trasplantadas a tiburones sin ningún éxito. Los tumores no pueden desarrollarse sin una red de vasos sanguíneos que los nutra (vascularización o angiogénesis). Parece ser, según recientes investigaciones, que el cartílago de tiburón contiene una sustancia que puede inhibir de una manera significativa el proceso de la angiogénesis en los tumores y de las metástasis en los carcinomas. De ahí la afirmación de que el cartílago de tiburón en polvo es un poderoso inhibidor del crecimiento tumoral.

El doctor G.Atassi, del Instituto Jules Bordet de Bruselas (Bélgica), centro de investigación del cáncer de gran prestigio, trasplantó melanoma humano a un grupo de ratones carentes de sistema inmunitario. Pasados unos días administró polvo de cartílago de tiburón a algunos de los ratones del grupo y veintiún días después se comprobó que los tumores de los ratones que no habían recibido cartílago de tiburón estaban creciendo según el pronóstico establecido mientras que los tumores de los otros ratones apenas habían progresado.

En el Hospital Contreras de Tijuana (México) se comprobaron los resultados de la administración de cartílago de tiburón como terapéutica alternativa en un grupo de ocho personas con cáncer avanzado. Los resultados fueron en casi todos los casos muy satisfactorios (sólo uno de los ocho no experimentó mejoría) dando muestras de una considerable reducción del tumor a las pocas semanas de aplicar la terapia con el cartílago de tiburón.

Muérdago

(Nombres comerciales Iscador, de laboratorios Weleda e Iscucin, de laboratorios Wala): El muérdago, planta semiparásita, de fruto blanco y viscoso crece sobre las ramas de muchos árboles y se alimenta de ellos. Ésta es la razón de que los componentes químicos del extracto de muérdago dependan de la especie de árbol huésped sobre el que se asiente. El muérdago se ha utilizado como terapia anticancerosa para tratar el cáncer de cuello de útero, ovarios, estómago, mama, colon y, pulmones, así como también en ciertos tumores sólidos inoperables en estado avanzado. Tibor Hajito, del Laboratorio de inmunología de la Clínica Lucas, de Arlesheim (Suiza) ha concluido, después de varios años de experiencia, que el Iscador puede inhibir el crecimiento tumoral y estimular el sistema inmunitario. Hajito comprobó cómo seis horas después de haber administrado una sola inyección intravenosa de Iscador a veinte pacientes de cáncer de mama, la actividad de las células NK decrecía para luego aumentar significativamente un día después. La administración de Iscador debe hacerse sólo bajo supervisión de un profesional competente y experimentado. Además de ser un compuesto potencialmente tóxico, el muérdago puede contener elementos venenosos.

Laetrile

(Extracto concentrado de amigdalina, o vitamina B12 extraída principalmente del hueso de albaricoque). En 1977 el doctor H.W. Manner, director del departamento de Biología de la Universidad de Loyola, en Chicago, descubrió que el Laetrile, en combinación con la vitamina A y enzimas pancreáticos, producía una tasa de curación muy elevada en ratones propensos a desarrollar cáncer de mama.

Aun sin demasiadas pruebas demostrativas y con un considerable rechazo por parte da la medicina ortodoxa como tratamiento del cáncer (quizás se deba tener en cuenta el hecho de que la amigdalina contiene entre sus componentes cianuro) el Laetrile sigue siendo motivo de importantes controversias. Nadie debería tomar Laetrile sin el seguimiento adecuado.

Antioxidantes

Durante los últimos años se han realizado múltiples estudios que demuestran la importancia de los antioxidantes en relación con el envejecimiento celular global. Los antioxidantes actúan como agentes protectores contra los radicales libres, átomos o grupos de átomos que pueden dañar las células y debilitar el sistema inmunitario, favoreciendo así las enfermedades degenerativas. La tendencia general al aumento de formación de radicales libres en el organismo humano está relacionado con la contaminación ambiental por sustancias químicas tóxicas en el aire, agua y alimentos, radiaciones, exposición a rayos solares y trastornos metabólicos.

Para neutralizar los radicales libres, el organismo utiliza ciertos enzimas, como el superóxido dismutasa (SOD), metionina, reductasa, catalasa y glutation peroxidasa; sustancias en cuya formación por el propio organismo intervienen vitaminas y oligoelementos. La acción antirradicales libres se ve además apoyada y favorecida por la biodisponibilidad de antioxidante como la vitamina C, la vitamina E, el beta-caroteno, el selenio, y otros nutrientes procedentes de alimentos ricos en ellos, así como de suplementos específicos.

Vitamina C

Múltiples funciones del sistema inmunitario se ven favorecidas por el ácido ascórbico (vitamina C). A diferencia de casi todas las plantas y animales, el organismo humano es incapaz de sintetizar la vitamina C y necesita ingerir regularmente ciertas cantidades para no crear una deficiencia. La capacidad de los leucocitos, la síntesis de inmunoglobulinas e interferón, la neutralización de carcinógenos y la captación de radicales libres son fenómenos en los que la vitamina C está involucrada.

El dos veces premio Nobel, Linus Pauling, comprobó que la producción de interferón endógeno aumenta cuando se administran altas dosis de vitamina C. El interferón juega un papel determinante en el tratamiento del cáncer y de las enfermedades infecciosas.

Otros estudios han demostrado la capacidad de la vitamina C de oxidar y destruir carcinógenos como plomo, mercurio y cadmio, y otras sustancias tóxicas medioambientales. Junto con la utilización de otros antioxidantes, la vitamina C es considerada como un protector contra la formación de tumores. Los enfermos de cáncer siempre muestran una seria deficiencia de vitamina C.

La medicina ortomolecular emplea vitamina C en altas dosis para el tratamiento de tumores. Esta terapia consiste en perfusiones intravenosas de hasta 45 g de ácido ascórbico en suero fisiológico y debe realizarse bajo control médico.

Muchas cuestiones sobre el mecanismo de acción de la vitamina C permanecen todavía sin respuesta, pero se ha reconocido que el ácido ascórbico juega un papel regulador en muchos más procesos metabólicos de los que en principio se pensaba.

Vitamina E

Aunque las investigaciones sobre el papel de la vitamina E en la prevención y tratamiento del cáncer no es concluyente, recientes estudios han puesto de manifiesto que la vitamina E combinada con otras sustancias como la vitamina C, el beta-caroteno, el selenio o el cinc adquiere un mayor potencial como agente anticanceroso.

Se ha comprobado que cuando se añade a la dieta un mayor aporte de vitamina E aumenta la respuesta del sistema inmunitario.

En 1984 se publicó un estudio que reflejaba cómo los bajos niveles séricos de vitamina E se asociaban con un aumento del riesgo de cáncer de mama.

Otros estudios parecen indicar que la vitamina E puede inhibir cánceres de piel, hígado, colon, boca y estómago.

El doctor Kedar Prasad, presidente de la Asociación Internacional de Vitaminas y Oncología tradicional declara:

> «Es incuestionable que el potencial de la vitamina E para operar con fármacos anticancerosos es muy grande. La vitamina E puede aumentar los efectos de la quimioterapia, radioterapia e hipertemia en el tratamiento de diversos tipos de cáncer».

El *New England Journal of Medicine* publicó un trabajo del doctor L. A Wood en el que se divulgaba que la vitamina E había impedido la alopecia en un 69 % de los pacientes tratados con adriamicina, un fármaco que suele inducir en el 100 % de los pacientes que lo reciben la pérdida total del pelo.

Por ser liposoluble, la vitamina E puede ser tóxica en altas dosis. Su uso debe ser supervisado por un profesional preparado.

Beta-caroteno

El beta-caroteno, o provitamina A, presente en la naturaleza en muchas frutas y verduras, es considerado un importante nutriente en la prevención y tratamiento del cáncer por ser uno de los estimulantes naturales del sistema inmunitario, y parte de los sistemas protectores anticancerosos que se encuentran de modo natural en plantas, animales y seres humanos. Un estudio llevado a cabo en 1982 demostraba que el beta-caroteno tiene acción antitumoral en animales con tumores trasplantados. El beta-caroteno provocó la disminución del crecimiento tumoral y aumentó el tiempo de supervivencia de los animales. El estudio de Basilea (1971-1973) fue uno de los primeros en demostrar la relación entre el beta-caroteno y el cáncer en seres humanos (la concentración de beta-caroteno era significativamente menor en personas que desarrollaban cáncer de pulmón y cáncer de estómago. Muchos estudios posteriores muestran cómo una tasa reducida de cáncer correlaciona con niveles elevados de beta-caroteno. Uno de estos estudios informaba que las mujeres con ingestas dietéticas bajas o niveles sanguíneos bajos de beta-caroteno tienen un riesgo mayor de desarrollar displasia cervical o cáncer de cuello de útero.

Norman I.Krinsky, de la Escuela de Medicina de la Universidad de Tufts, que ha investigado la relación entre el beta-caroteno y el cáncer afirma:

> «Las implicaciones son obvias: los carotenoides pueden resultar un agente quimiopreventivo no tóxico muy importante en la batalla contra el cáncer humano».

El beta-caroteno, que es de origen vegetal, carece de toxicidad así como de efectos colaterales graves. La vitamina A en cambio, que es de origen animal, puede ser tóxica en altas dosis.

Selenio

El selenio es un agente anticanceroso reconocido recientemente. Los estudios más relevantes en relación a la aplicación de dosis determinadas de selenio como terapéutica al cáncer se atribuyen al doctor Robert. C. Donaldson, oncólogo de la Administración de Veteranos en Saint Louis, Missouri. En sus investigaciones el doctor Donaldson descubrió que sus pacientes de cáncer tenían niveles sanguíneos de selenio muy bajos lo que corrobora la posible hipótesis que asociaba los bajos niveles de selenio con el aumento de las tasas de cáncer. Donaldson también otorga al selenio cualidades de agente quimioterapéutico en el tratamiento del cáncer.

Recientes investigaciones han puesto de manifiesto que el selenio es un componente esencial para la enzima glutation peroxidasa, un potente antioxidante que fabrica el organismo. El doctor Daniel Medina, profesor de biología celular en Houston, EE.UU., cmprobó que el selenio, administrado de forma temprana en el proceso, puede inhibir la tumerogénesis inducida vírica o químicamente en animales. El mecanismo es, sin embargo, incierto todavía, según Medina.

En cuanto a los niveles de toxicidad, la U.S. Food and Nutrition Board sugiere que una dosis totalmente inocua de selenio estaría en la toma diaria de 10 a 40 microgramos para niños y de 50 a 200 microgramos para adultos, si bien no se han establecido aún las dosis máximas recomendadas.

Cinc

El cinc es otro micronutriente esencial que interviene en múltiples funciones del organismo, como la síntesis de proteínas, la formación de insulina y la regulación del sistema enzimático. La presencia de cinc asegura niveles adecuados de vitamina E en la sangre.

En altas dosis el cinc puede ser inmunosupresivo, mientras que tomas diarias de pequeñas dosis aumentan la actividad del sistema inmunitario. Su uso debe ser supervisado por un profesional preparado.

Germanio

El elemento germanio, un metal químicamente similar al silicio, fue descubierto en el siglo pasado, pero su investigación y utilización terapéutica no comenzó hasta mediados de nuestro siglo, cuando se logró sintetizar un compuesto orgánico nombrado Ge-132, y que constituye una forma atóxica de germanio. Estas investigaciones fueron realizadas sobre todo por el científico japonés doctor Kazuhiko Asai. Éste cree haber comprobado que el germanio tiene un efecto estimulante en la oxigenación de los tejidos y ayuda al organismo a regular las funciones del sistema inmunitario, por lo que recomienda su empleo terapéutico-nutricional en tratamientos antineoplásicos. Las dosis utilizadas por Asai están entre 100 y 300 miligramos diarios.

Ajo

La ciencia ha hecho múltiples investigaciones sobre el ajo y todos los estudios confirman su alto valor como agente favorecedor de la salud.

Al ajo se le atribuyen propiedades antioxidantes, antiinflamatorias y reductoras de lípidos en sangre, por ejemplo.

El doctor Benjamin Lau, de la Uiversidad de Loma Linda, California, cita en su libro *Ajo para la salud* investigaciones en Japón y Estados Unidos que ponen de manifiesto la acción preventiva y terapéutica del ajo en tumores cancerosos. Esta acción consiste básicamente en la inhibición del crecimiento tumoral mediante la inactivación de compuestos sulfhidrílicos de las células cancerosas y en la activación de ciertas células del sistema inmunitario.

Pero el ajo fresco y sus preparaciones tienen dos inconvenientes: su acción irritativa sobre la mucosa del estómago y su olor.

Una alternativa es el extracto de ajo madurado (de nombre comercial Kyolic), que concentra todas las virtudes de la planta y elimina los inconvenientes mediante una transformación química natural: la fermentación en frío desarrollada por científicos japoneses. Investigaciones japonesas y americanas confirman la alta concentración de compuestos antioxidantes y antirradicales libres en los extractos de ajo.

Antineoplastos

Los antineoplastos son compuestos proteícos que aparecen naturalmente en el cuerpo humano. Su uso como agente antitumoral no tóxico fue promovido por el médico y bioquímico Stanislaw Burzynski. Actualmente criticado, rechazado y apartado de la medicina convencional, Burzynski lleva a cabo sus investigaciones en el Instituto de Investigación Burzynski en Houston, Texas.

El doctor Burzynski ha postulado que los antineoplastos son capaces de reprogramar las células cancerosas de modo que se comporten como células normales, con un plazo de vida limitado. En el Congreso de la Fundación Mundial de investigación de 1990 se presentó un caso que demostraba cómo una mujer de 36 años con un astrocitoma (un tipo de tumor cerebral de rápido crecimiento) había experimentado una remisión de su tumor a los seis meses de tratamientos con antineoplastos sintéticos. Los antineoplastos están siendo motivo de investigación en numerosos centros del mundo y no parece que su uso interfiera con las formas tradicionales de terapia de cáncer.

Terapia inmunoaumentativa (TIA)

Desarrollada por el biólogo Lawrence Burton del Hospital de Nueva York. Burton observó cómo después de inyectar proteínas inmunológicas derivadas de la sangre en ratones los tumores disminuían significativamente en menos de una hora. Pese a las controversias suscitadas por este tipo de terapia y a la falta de apoyo por la comunidad científica, Burton continúa sus investigaciones y tratamientos en una clínica en las Bahamas. Burton en ningún momento afirma que su terapia inmuno-aumentativa sea una cura para el cáncer, pero sí cree que la TIA es una terapia reforzadora del sistema inmunitario principal responsable en la curación del cáncer. La terapia de Burton no provoca toxicidad ni efectos secundarios adversos (según opinión de los propios pacientes tratados con este tipo de terapia). Las proteínas inmunológicas aisladas de la sangre humana base de la TIA son cuatro: la proteína bloqueante (Bloking-protein, BP), el anticuerpo tumoral 1 (tumor antibody 1, TA1), el anticuerpo tumoral 2 (tumor antibody 2, TA2) y el complemento tumoral (tumor complement, TC). Burton considera que la combinación correcta de estas sustancias puede restaurar una función inmune normal en los enfermos de cáncer.

Terapia Beljanski

El doctor Mirko Beljanski, que trabajó durante treinta años como investigador en el Instituto Pasteur de París, desarrolló un concepto terapéutico para enfermedades degenerativas que se aplica desde hace unos quince años con resultados remarcables. Al no coincidir su línea de investigación con la oficial, tuvo que abandonar el Instituto Pasteur en 1978.

Desde el punto de vista de Beljanski, el proceso mórbido que lleva finalmente a la aparición de un cáncer, no se inicia con una mutación del material genético, sino con la alteración de la estructura espacial de dicho material, ya sea por causas ambientales, virus, etc.

Dicho proceso conlleva una desestructuración progresiva de los genes, y finalmente aparece una mutación.

Los productos Beljanski pretenden estabilizar la estructura espacial, permitiendo la reparación fisiológica del material genético alterado, bloqueando las células irrecuperables de forma que no sean viables y acaben siendo destruidas.

Los componentes de los productos Beljanski proceden de diferentes plantas medicinales y de ácidos nucleícos de origen bacteriano.

El doctor Beljanski realiza actualmente sus investigaciones en los laboratorios creados por el Centre Oncologique et Biologique de Recherche Apliquée (C.O.B.R.A.), en Ivry-sur-Seine (París) y St. Prim (Lyon).

Dietas

Varios tipos de dietas se han recomendado como favorecedoras de la salud e inhibidoras del cáncer, entre ellas destacan:

La terapia Gerson

Basada en las teorías del doctor alemán Max Gerson de que las toxinas y los desequilibrios electrolíticos de las células causan cáncer y promueven la formación de nuevos tumores, la terapia Gerson consiste en someter a los pacientes de cáncer a una dieta estrictamente vegetariana, con colaciones regulares de fruta fresca preparada y zumos vegetales. La terapia se complementa, además, con el suplemento de potasio, la restricción de sodio, el suplemento de tiroides, la restricción de proteínas y el uso de enemas de café para la desintoxicación.

La dieta macrobiótica

Considerada una de las dietas orientadas a la salud más populares del mundo, la dieta macrobiótica consiste en una combinación en proporciones preestablecidas de cereales integrales, verduras cultivadas, cantidades menores de sopas, legumbres y algas y cantidades muy limitadas de carnes blancas, pescado y fruta.

La dieta vegetariana

Numerosos estudios indican que la dieta vegetariana (carente de carne y por consiguiente pobre en grasas) puede reducir el riesgo de desarrollar cáncer y prevenir el crecimiento descontrolado de los tumores una vez han invadido el organismo.

Una dieta anticáncer debe incluir cereales integrales como el arroz o el mijo. Entre los vegetales no deben faltar la coliflor, el broquil o las coles de Bruselas, alimentos todos ellos ricos en sulforafán, una sustancia que favorece la eliminación de agentes potencialmente cancerígenos.

También es recomendable el consumo de vegetales de color amarillo o naranja oscuro como las zanahorias, calabazas y batatas. El consumo de zumos de uvas negras, cerezas, arándanos y grosellas negras por las mañanas y de zumos de zanahoria y remolacha o zanahoria y col por las tardes es una práctica habitual en las diferentes clínicas donde se trata el cáncer con medicina alternativa.

Conviene evitar al máximo el consumo de alimentos procesados y refinados, grasas saturadas, azúcar y sal, alimentos ahumados o curados.

No se deben consumir suplementos de hierro sin control médico. La revista *The New England Journal of Medicine* publica en su número 319 que las personas con niveles muy altos de hierro en sangre tienen más riesgos de sufrir un cáncer, posiblemente debido a una función supresora sobre ciertos glóbulos blancos.

Homeopatía

La homeopatía es un sistema terapéutico que se basa en una ley biológica, la «ley de la similitud», que determina qué sustancias farmacológicamente activas que en grandes dosis provocan síntomas mórbidos o una enfermedad en una persona sana, pueden, en dosis pequeñas o infinitesimales, neutralizar estos síntomas y curar enfermedades similares.

Terapéuticamente se emplean sustancias de origen vegetal, animal y mineral, así como metales y algunas sustancias sintéticas, todo siempre en diluciones infinitesimales exentas de cualquier riesgo de toxicidad. La homeopatía tiene efectos inmunoestimulantes, pero su éxito depende de la capacidad del organismo de generar una respuesta y de su empleo como terapia personalizada. La homeopatía no trata el cáncer, sino a las personas enfermas; los remedios se escogen según las características individuales, por lo que conviene la intervención de un profesional especializado. Los medicamentos homeopáticos se despachan sólo en farmacias, pero no requieren receta médica.

Medicina ayurvédica

De origen indio, los remedios ayurvédicos son principalmente hierbas importadas del subcontinente indio.

Medicina china

La medicina china ofrece un tratamiento basado en cambios dietéticos, masajes, infusiones de hierbas medicinales y preparados combinados de hierbas con otros ingredientes de origen animal y acupuntura.

Otras terapias

Los terapeutas de medicina alternativa y medicina biológica dan importancia también a los siguientes tratamientos en relación con la terapia del cáncer, tanto si son antes, durante, después o en ausencia de terapia convencional.

Saneamiento de focos en la boca (dientes desvitalizados, empastes de amalgama, amigdalitis o sinusitis crónicas) o en el abdomen (inflamaciones crónicas de vesícula biliar o apéndice, estreñimiento crónico).

Estimulación del sistema linfático mediante fisioterapia (drenaje linfático) o fitoterapia (plantas medicinales) y homeopatía.

Estimulación de la función renal mediante fitoterapia con acción diurético-depurativa.

Encarrilamiento de la simbiosis intestinal es un concepto terapéutico para restablecer la flora intestinal mediante productos que primero eliminan las bacterias degeneradas y luego implantan de nuevo las fisiológicas.

Empleo de ácido láctico dextrógiro, llamado ácido láctico L (+) para activar la respiración celular.

Enzimoterapia sistémica, que emplea enzimas proteolíticas (nombres comerciales Wobenzym, Envozym). Existen varios estudios hechos en Alemania sobre los efectos favorables de esta terapia en oncología, en la prevención primaria (prevención de la aparición) y secundaria (prevención de la recidiva) del tumor. Las enzimas son sustancias inmunoactivas del grupo de los «modificadores de la respuesta biológica» (MRB). La combinación de diversos MRB con otros tratamientos establecidos constituye una alternativa terapéutica.

La terapia según Enderlein se basa en las investigaciones del catedrático de microbiología, doctor Günter Enderlein, de Berlín, sobre la presencia de formas primitivas de hongos, observable en microscopio con campo oscuro, que en el organismo enfermo evolucionan hacia formas superiores convirtiéndose en parásitos. Terapéuticamente utiliza preparados homeopáticos de diferentes hongos y medicamentos inmunobiológicos en forma de suspensión de bacterias específicas. El licenciatario de los productos Enderlein es el laboratorio Sanum-Kehlbeck, de Hoya, Alemania.

De entre todas las alternativas terapéuticas que se barajan como potencialmente eficaces en el tratamiento del cáncer he querido escoger aquellas que me han parecido despertaban un mayor interés entre los enfermos de cáncer. Mi falta de especialización en algunos apartados específicos no me ha permitido extenderme ni profundizar más en mis explicaciones sobre los mismos.

No son las aquí expuestas las únicas terapias alternativas

disponibles en la actualidad como terapéutica oncológica. Recomiendo la búsqueda de información más precisa y adecuada en caso de que el paciente de cáncer esté realmente interesado en la utilización de estrategias de tratamiento alejadas de la practica médica tradicional.

Las actitudes y emociones del paciente seguirán jugando un papel primordial en la curación tanto si el paciente es tratado por la medicina clásica como por la alternativa.

Cualquier tratamiento puede ser potenciado por una buena predisposición del paciente de cáncer en superar su situación.

Las consecuencias de una mala elección de tratamiento pueden ser desastrosas para un paciente desconcertado ante tal abanico de posibilidades. Consulte cualquier toma de decisión sobre su tratamiento con personas expertas y especializadas y no se deje influir por la impaciencia de sanar inmediatamente. Todo tratamiento requiere su tiempo para demostrar su eficacia y la opción de tratamiento escogida deberá mantenerse hasta poder observar si es realmente eficaz. Por eso es muy importante asegurarse de que la terapia escogida es, sin lugar a dudas la que más confianza le despierta, tanto si se decanta por la convencional como por la alternativa.

Índice

Los postulados de este libro se han elaborado a partir de las experiencias desarrolladas en el Instituto Barthe: Psicosomática y Psicología Clínica, que ha puesto en marcha un programa de soporte al tratamiento médico del cáncer pionero en nuestro país. El Instituto Barthe parte de la experiencia clínica de la Wellness Community, una entidad privada creada en California en 1982. Sus dieciocho centros en Estados Unidos trabajan en estrecha relación con más de 300 médicos y han dado soporte a más de 25.000 pacientes de cáncer.

Instituto Barthe:
Psicosomática y Psicología Clínica
Manila, 57-bajos
08034 Barcelona
Tfno. y fax 205 54 55
